抗肿瘤药物药理学实验指南

——符合CFDA临床研究申报要求的实验方法

主　编　徐寒梅

副主编　李梦玮　罗燕平

编　委　（以姓氏笔画为序）

王文静　王佳艺　白丽淼

任印玲　刘振东　杨永晶

李　策　李永兵　何俊劲

张　弛　张晓娟　陈巨冰

聂彩辉　浦春艳　程　涛

U0207049

中国医药科技出版社

内 容 提 要

　　在新药的研究与开发过程中，首先需要对先导分子进行成药性评价，只有安全、有效、质量可控，加之药物代谢动力学评价结果符合新药开发特征，才可以进行系统的临床前研究。实验工作人员在进行抗肿瘤多肽新药研究和开发过程中，参照《细胞毒类抗肿瘤药物非临床研究技术指导原则》建立了适合于蛋白质多肽类药物的药代动力学评价方法。本书中的实验方法真实、可靠，能够为从事肿瘤治疗药物、蛋白质多肽类药物研究与开发的科研人员、博士及硕士研究提供参考。

图书在版编目（CIP）数据

抗肿瘤药物药理学实验指南：符合 CFDA 临床研究申报要求的实验方法/徐寒梅主编 . —北京：中国医药科技出版社，2015. 10

ISBN 978 - 7 - 5067 - 7822 - 0

Ⅰ. ①抗…　Ⅱ. ①徐…　Ⅲ. ①抗癌药 - 药理学 - 实验 - 指南　Ⅳ. ①R979. 1 - 62

中国版本图书馆 CIP 数据核字（2015）第 229817 号

美术编辑　陈君杞
版式设计　郭小平

出版　中国医药科技出版社
地址　北京市海淀区文慧园北路甲 22 号
邮编　100082
电话　发行：010 - 62227427　邮购：010 - 62236938
网址　www. cmstp. com
规格　710×1000mm $^1/_{16}$
印张　8 $^1/_4$
字数　121 千字
版次　2015 年 10 月第 1 版
印次　2015 年 10 月第 1 次印刷
印刷　三河市百盛印装有限公司
经销　全国各地新华书店
书号　ISBN 978 - 7 - 5067 - 7822 - 0
定价　**24. 00 元**

在新药的研究与开发过程中，首先需要对先导分子进行成药性评价，只有安全、有效、质量可控，加之药物代谢动力学评价结果符合新药开发特征，才可以进行系统的临床前研究。新药研究与开发与基础研究不同，无论化学新药、生物技术新药还是中药创新药物的临床前研究均需要按照国家颁布的各项临床前研究指导原则进行评价。

针对抗肿瘤药物的临床前研究，国家颁布了《细胞毒类抗肿瘤药物非临床研究技术指导原则》。在进行抗肿瘤多肽新药研究和开发过程中，参照《细胞毒类抗肿瘤药物非临床研究技术指导原则》，结合多肽类药物特征，建立了系统的对肿瘤治疗药物体内外活性评价方法，以及适合于蛋白多肽类药物的药代动力学评价方法。对药物分子机制初步研究方法以及系统的蛋白质多肽药物药学评价方法，因不同的药物药学研究内容要求不同，且涉及药物的商业秘密，本书不阐述此部分研究内容。

本书内容的是实验室工作人员 6 年实验经验的积累，书中的实验方法真实、可重复。每章节的［注意事项］能够提醒新入手的学生在实验中可能出现的问题。希望本书能够为从事肿瘤治疗药物、蛋白质多肽类药物研究与开发的科研人员、博士及硕士研究生提供参考。

Contents **目 录**

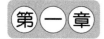

第一章

分子机制研究

　　肿瘤治疗药物的作用机制复杂，细胞水平上药物可以通过抑制肿瘤细胞增殖、迁移、分化、凋亡等方面发挥抗肿瘤作用；分子水平上可以通过影响核酸生物合成包括破坏 DNA 结构和功能、抑制转录过程阻止 RNA 合成，影响蛋白质合成与功能，影响体内激素平衡等发挥抗肿瘤活性。近些年来科学家还发现有的药物可以通过组织水平抑制肿瘤新生血管生成，从而阻断肿瘤细胞的营养和氧气而达到抗肿瘤的效果。

　　以整合素为靶点的抗肿瘤多肽分子主要通过抑制内皮细胞迁移和血管新生发挥抗肿瘤作用。由于所设计的分子中加入整合素配体序列，因此在机制研究中，首先通过流式细胞仪分析其是否与已知的靶点相结合及结合程度；然后采用基因芯片对其结合靶点相关的信号通路进行初步筛选；在此基础上，通过 Western blot 技术验证基因芯片结果的可靠性，从而获得药物的初步分子机制信息，以上是从正面获得药物作用的分子机制的方法。同时还要从反面加以验证，比如采用 RNAi 技术，将药物作用信号通路中某个关键节点的分子进行基因敲除，观察药物作用的活性变化及其他相关信号分子的变化情况。

　　目前药物作用机制研究的手段不断更新，进行药物开发时，对某种药物分子的机制研究应尽量结合分子生物学、细胞生物学的最新研究手段和技术，以阐明药物的靶点及相关信号转导通路，这对于药物上市及上市后的临床应用将提供重要参考。

第一节 基因芯片技术初步筛选药物作用的信号通路

一、实验目的及原理

目的：为确定药物的胞内信号通路及关键节点分子，首先需要通过基因芯片进行初筛，根据结果进一步验证。目前与信号通路相关的基因芯片发展较成熟，可以根据不同的用途选择合适的基因芯片。

原理：基因芯片又称为 DNA 微阵列（DNA microarray），是在基因探针的基础上研制出的。根据碱基互补的原理，利用基因探针识别基因混合物中的特定基因。它将大量探针分子固定于支持物上，然后与标记的样品进行杂交，通过检测杂交信号的强度及分布进行分析。基因芯片通过应用平面微细加工技术和超分子自组装技术，把大量分子检测单元集成在一个微小的固体基片表面，可同时对大量的核酸和蛋白质等生物分子实现高效、快速、低成本的检测和分析。

二、实验材料

1. 实验器材

CO_2 细胞培养箱，倒置显微镜，超净台，微型漩涡混合仪，台式冷冻型离心机，数显恒温水浴锅，离心管，6 孔细胞培养板，PCR 仪，紫外分光光度计。

2. 实验试剂

磷酸盐缓冲液（PBS），三氯甲烷，异丙醇，乙醇，无 RNase 的超纯水，TRIZOL 试剂盒。

3. 受试细胞

人脐静脉内皮细胞（HUVEC）。

三、实验方法

以下主要以药物对 HUVEC 细胞信号通路的影响为例。

（一）样品制备及 RNA 的提取

（1）HUVEC 细胞在 6 孔板中培养至 80% 以上融合后，用适量浓度的药物（test 组）或 PBS（control 组）在 37 ℃处理 24 h。

（2）两组样品各取 1×10^7 个细胞，加入 TRIZOL 裂解液，室温静置

5 min。

（3）每 1 ml 的 TRIZOL 试剂匀浆的样品中加入 0.2 ml 的三氯甲烷，用力振荡使溶液充分乳化，呈透明胶质样，室温放置 3 min。

（4）4 ℃，12000 r/min，离心 15 min。

（5）小心取出离心管，吸取体积约为 TRIZOL 试剂起始剂量 1/2 的上清至另一不含 RNA 酶的离心管。

（6）在上清中加入异丙醇，轻轻颠倒混匀离心管内液体，室温放置 30 min。

（7）4 ℃，12000 r/min，离心 10 min。

（8）小心吸弃上清，缓慢沿管壁加入 75% 乙醇 1 ml，轻轻颠倒洗涤离心管管壁，小心吸弃乙醇。

（9）再加入 75% 乙醇 1 ml，在涡旋振荡器上短暂涡旋，使沉淀悬浮于 75% 乙醇中。

（10）4 ℃，7500 r/min，离心 5 min。

（11）小心吸弃上清，短暂离心，吸弃全部上清，在超净台中干燥 RNA 沉淀 5 min 至乙醇挥发。

（12）加入适量无 RNA 酶的超纯水，轻轻吹打沉淀，使 RNA 悬浮于超纯水中，50 ℃保温 10 min，待 RNA 沉淀完全溶解后置于—70 ℃保存。

（二）RNA 样品处理

配制反应液见表 1－1。

表 1－1　RNA 样品消化液配制

种类	含量
RNA	20 μg
10×DNase I 缓冲液	10 μl
DNase	5 μl
RNase Inhibitor	1 μl
无 RNA 酶的水	至 100 μl
总体积	100 μl

将配制好的消化液加入 RNA 样品中，37℃温育 30min，使 DNase 与样品充分反应，以去除 RNA 样品中可能含有的 DNA。

（三）RNA 纯化

采用 RNeasy ® MinELute™ 纯化试剂盒（Qiagen）按照说明书进行纯化。

（四）质量检测

（1）取 1 μl 总 RNA 样品，用无 RNA 酶的超纯水稀释 20 倍，用紫外分光光度计进行定量。

（2）取 1 μg 总 RNA 样品，1.5% 琼脂糖凝胶电泳分析，检测总 RNA 样本的质量。

（3）浓度测定：260 nm 处读值为 1 时表示 40 ng RNA/μl。样品 RNA 浓度计算公式为：$A_{260} \times 40$ ng/μl。

（4）纯度检测：用紫外分光光度法，RNA 溶液的 A_{260}/A_{280} 的比值是一种 RNA 纯度检测方法，比值范围在 1.8 ~ 2.1。

（五）合成 cDNA

（1）配制溶液（表 1 - 2）。

表 1 - 2　cDNA 合成反应液配制

种类	含量
500 ng/μl oligo（dT）18	1 μl
总 RNA	1.5 μg
10 mmol/L dNTP Mix	1 μl
灭菌水	至 13 μl

（2）65 ℃水浴 5 min 后，冰浴放置至少 1 min。

（3）短暂离心后，在离心管中依次加入反应液（表 1 - 3）。

表 1 - 3　反应液配制

种类	含量
5 × First-Strand Buffer	4 μl
0.1 mmol/L DTT	1 μl
RNase Inhibitor	1 μl
SuperScript. Ⅲ RT	1 μl

（4）移液枪轻轻吸打几次，使其充分混合。

（5）50 ℃温育 60 min。

（6）70 ℃温育 15 min 使酶失活。

（7）每 20 μl cDNA 加 91 μl 灭菌水混匀，置冰浴备用或—20 ℃保存。

（六）实时定量 PCR

1. 样品准备（表1-4）

表1-4　样品混合液配制

种类	含量
2×SuperArray PCR master mix（含 SYBR 绿色荧光染料）	550 μl
已稀释的 cDNA	102 μl
ddH$_2$O	448 μl
总体积	1100 μl

2. 加样

（1）小心打开 PCR Array 上的膜。

（2）加 10 μl 混合液到 PCR Array 对应的每个孔中。

（3）小心盖上盖子密封 PCR Array。

（4）在设置 PCR 程序前，将准备好的 PCR Array 置于冰浴上。

（5）实时定量 PCR 程序设置完成后，将 PCR Array 置于实时定量 PCR 仪内进行反应。

所设置的程序如表1-5。

表1-5　PCR 反应程序

循环数	时间	温度
1	10 min	95 ℃
40	15 s	95 ℃
	1 min	60 ℃

3. 数据分析

采用 $\Delta\Delta Ct$ 方法

（1）计算每个处理组中的每个通路相关基因的 ΔCt。

ΔCt（实验组）＝实验组每个基因平均 Ct 值－管家基因的评估 Ct 值

$\Delta Ct(\text{test}) = \text{average } Ct - \text{average of housekeeping genes } Ct \text{ for test array}$

ΔCt（对照）＝对照组每个基因平均 Ct 值－管家基因的平均 Ct 值

$\Delta Ct(\text{control}) = \text{average } Ct - \text{average of housekeeping genes } Ct \text{ for control array}$

（2）计算 2 组 PCR Array 中每个基因的 $\Delta\Delta Ct$。

$\Delta\Delta Ct = \Delta Ct$（test）$- \Delta Ct$（control）

（3）计算 test 组和 control 组的 $2^{-\Delta\Delta Ct}$ 值并分析 test 与 control 对应基因的表

达差异。当基因信号的 $2^{-\Delta\Delta Ct}$ 值 >1 时，判定为该基因在 test 组表达上调；$2^{-\Delta\Delta Ct}$ 值 $\leqslant 1$ 时，判定为该基因在 test 组表达下调。另外，筛选出差异较大的基因进行基因分类（GO）分析，探讨药物作用后主要影响的信号通路。

四、实验结果

1. 总 RNA 的提取

所提取的细胞总 RNA 经纯化后进行琼脂糖凝胶电泳见图 1 – 1（A），当出现 28s、18s 和 5s 三条带，且 28s 带比 18s 的带亮 2 倍，无拖尾现象，证明所提取的总 RNA 没被降解，完整性好；用紫外分光光度计测定 RNA 溶液的 OD 值，计算 A_{260}/A_{280} 比值在 $1.8 \sim 2.1$ 内，说明提取的 RNA 样品纯度高，符合下一步检测要求。

2. 扩增曲线

S 形曲线表明 PCR 反应正常进行，有反应产物产生，因此能检测出荧光信号，且信号强度呈指数增长后进入平台期；Ct 值集中在 $15 \sim 35 Ct$ 之间，处于实时定量 PCR 的 Ct 值的可信值区间（图 1 – 1B 和 C）。

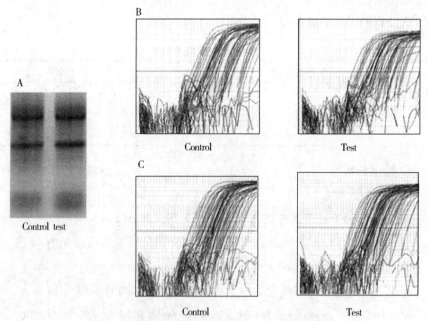

图 1 – 1　样品总 RNA 的 RT^2 – PCR 电泳结果（A）；
PCR 芯片检测样品中不同基因的表达量变化（B，C）

3. 差异表达基因散点图分析

分别用所需的相关基因芯片对相关基因表达的差异情况进行分析，并用散点分布趋势进行直观判断（图 1 - 2 A 和 B）。图 1 - 2 中 45°对角线为 lg $(2^{-\Delta\Delta Ct})$ =1，两侧两条分界线分别为 lg $(2^{-\Delta\Delta Ct})$ =4 和 lg $(2^{-\Delta\Delta Ct})$ = -4。图 1 - 2 中沿 45°对角线方向分布的基因，表示其在两样本中表达量基本相同。距对角线的垂直距离越远，表示该基因在两样本中的表达差异越大。图中上分界线左上的点代表 lg $(2^{-\Delta\Delta Ct})$ ≥4，即与空白对照组相比药物作用后的 HUVEC 中表达上调大于 4 倍的基因；而下分界线右下的点代表 lg $(2^{-\Delta\Delta Ct})$ ≤ -4，即与空白对照组相比药物作用后的 HUVEC 中表达下调超过 4 倍的基因；分界线中间的点代表 -4< lg $(2^{-\Delta\Delta Ct})$ <4，即实验组与对照组相比表达量比较接近的基因。由图 1 - 2 中可看出，表达下调的基因远远多于上调基因，其中偏离对角线越远的基因越值得我们关注。

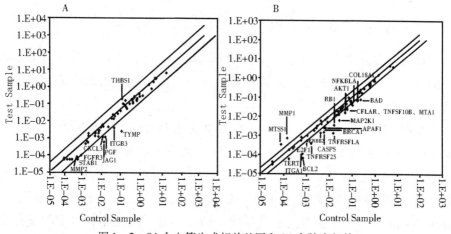

图 1 - 2　84 个血管生成相关基因和 84 个肿瘤相关

基因的相对表达量比较，X-空白样本，Y-检测样本

4. 差异基因的生物信息学分析

在基因芯片的相关基因中找取表达量差异变化至少有 2 倍的信号分子进行研究，整理出相关的上调基因和下调基因，并且根据研究需要挑选相关的基因进行进一步验证，通过 Western Blot 确定相关通路。

【本节注意事项】

（1）TRIZOL 试剂含有苯酚，具有毒性和刺激性，操作时应做好防护措施。

（2）TRIZOL 的用量应根据培养板面积而定，不取决于细胞数。TRIZOL 加量不足可能导致提取的 RNA 存在 DNA 污染。

（3）RNase 污染的主要来源是操作过程中手和空气中的浮尘，注意配戴手套，样品尽可能密封好。

（4）细胞裂解必须充分且操作迅速，裂解不完全会降低最后得率，因为一部分 RNA 会残留在未裂解的细胞中。细胞裂解之后保证看不见颗粒状物质（结缔组织和骨除外）。在清洗和裂解细胞时最好在低温下操作，防止在操作过程中释放的内源 RNase 降解 RNA。

（聂彩辉）

第二节　蛋白质印迹法

一、实验目的及原理

目的：掌握蛋白质印迹法（Western Blot）的操作方法，并通过分析着色的位置和着色深度获得特定蛋白质在所分析的细胞或组织中表达情况的信息。

原理：Western Blot 与 Southern 印迹杂交或 Northern 印迹杂交方法类似，但 Western Blot 采用聚丙烯酰胺凝胶电泳，被检测物是蛋白质，"探针"是抗体，"显色"用标记的二抗。经过 PAGE 分离的蛋白质样品，转移到固相载体（例如硝酸纤维素 NC 膜）上，固相载体以非共价键式吸附蛋白质，且能保持电泳分离的多肽类型及其生物学活性不变。以固相载体上的蛋白质或多肽作为抗原，与对应的抗体进行免疫反应，再与酶或同位素标记的第二抗体反应，经过底物显色或放射自显影，检测电泳分离的特异性目的基因表达的蛋白成分。该技术是分子生物学、生物化学和免疫遗传学中常用的一种实验方法。

Western Blot 显色的方法主要有以下 4 种：放射自显影、底物化学发光 ECL、底物荧光 ECF 和底物 DAB 呈色。现常用的有底物化学发光 ECL 和底物 DAB 呈色，其中底物化学发光 ECL 试剂盒，操作较简单，原理如下（二抗用 HRP 标记）：反应底物为过氧化物和鲁米诺（发光氨），如遇到 HRP，即发光，可使胶片曝光，并可洗出条带。详见图 1 - 3。

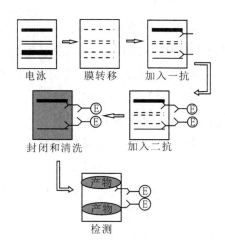

图 1－3　Western Blot 实验步骤

二、实验材料

1. 实验器材

全自动高压蒸汽灭菌锅，CO_2 细胞培养箱，倒置显微镜，超净台，酶标仪，小型离心机，电泳仪，VE-186 转移电泳槽，恒温振荡器，台式冷冻型离心机，凝胶成像仪，封口机，pH 计，恒温水浴锅，制冰机，多用脱色摇床，X-光片，硝酸纤维素膜（NC 膜），聚偏二氟乙烯膜（PVDF 膜）。

2. 实验试剂

磷酸盐缓冲液（PBS），苯甲基磺酰氟（PMSF），胰酶，结晶紫，考马斯亮蓝 R250，牛血清白蛋白（BSA），甲醇，乙酸，丙烯酰胺，甲叉双丙烯酰胺，甘氨酸，过硫酸铵（APS），Tris，NaCl，KCl，Na_2HPO_4，KH_2PO_4，脱脂奶粉，Ecl 化学发光方式剂盒，十二烷基硫酸钠（SDS），二硫苏糖醇（DTT），N,N,N′,N′－四甲基乙二胺（TEMED）。

3. 主要试剂的配制

（1）PBS：137 mmol/L NaCl，2.7 mmol/L KCl，10 mmol/L Na_2HPO_4，2 mmol/L KH_2PO_4，以 HCl 或 NaOH 调 pH 至 7.4，高压灭菌。

（2）胰酶消化液：0.25 g 胰蛋白酶，100 ml PBS 缓冲液，0.22 μm 过滤除菌。

（3）0.2% 结晶紫染液：0.1 g 结晶紫，溶于 50 ml（10%）乙醇。

（4）1% BSA：1 g BSA 溶于 100 ml PBS。

（5）5×Tris-甘氨酸电泳缓冲液：15.1 g Tris，94 g 甘氨酸，50 ml 10%

SDS，900 ml 去离子水，定容至 1000 ml。

（6）染色液：100 ml（甲醇/乙酸溶液）中溶解 0.25 g 考马斯亮蓝 R-250，滤纸过滤去除颗粒。（注：甲醇/乙酸溶液—甲醇: 冰醋酸: 水 =50: 10: 40）。

（7）脱色液：甲醇 30%（15 ml），乙酸 10%（5 ml），蒸馏水 30 ml。

（8）10% SDS：称取 2.5 g SDS 溶于 25 ml 蒸馏水中。

（9）10% 过硫酸胺（APS）溶液：过硫酸胺 0.1 g，超纯水 1.0 ml 溶解后，4 ℃保存。

（10）30% 丙烯酰胺溶液：丙烯酰胺 29 g，甲叉双丙烯酰胺 1 g，ddH$_2$O 100 ml，37 ℃水浴，4 ℃棕色瓶中储存备用。

（11）1.5 mol/L Tris-HCl（pH8.8）：45.413 g Tris，溶于 200 ml 蒸馏水中，用 HCl 调 pH 值至 8.8，定容至 250 ml。

（12）1 mol/L Tris-HCl（pH6.8）：30.275 g Tris，溶于 200 ml 蒸馏水中，用 HCl 调 pH 值至 6.8，定容至 250 ml。

（13）SDS-PAGE 上样缓冲液（5×）：1.0 mol/L Tris 缓冲液（pH 6.8）1.25 ml，甘油 2.5 ml，SDS 50 g，溴酚蓝 25 mg，定空至 5 ml，0.077g DTT/ml。

（14）Tris-甘氨酸电泳缓冲液（10×）：30.3 g Tris，188 g 甘氨酸，10 g SDS，用蒸馏水定容至 1000 ml，得 0.25 mol/L Tris-甘氨酸电极缓冲液，临用前稀释 10 倍。

（15）1×TBS 缓冲液：2.42 g Tris，29.2 g NaCl，溶于 900 ml 去离子水中，HCl 调 pH 值至 7.5，定容至 1000 ml，室温保存。

（16）1×TBST 缓冲液：1×TBS 缓冲液中加入 250 μl Tween-20，室温保存。

（17）封闭液（5% 脱脂奶粉）：5 g 脱脂奶粉溶于 100 ml TBST 缓冲液中，于 4 ℃保存。

（18）转膜液：3.03 g Tris，14.4 g 甘氨酸，200 ml 甲醇，蒸馏水定容至 1000 ml。

（19）PMSF：称取 17.4 mg PMSF 溶于 1 ml 异丙醇（终浓度为 100 mmol/L），分装后于—20 ℃保存。

（20）显影液：将显影粉溶于 250 ml 50 ℃蒸馏水中，置于棕色瓶室温保存。

（21）定影液：将定影粉溶于 250 ml 25 ℃蒸馏水中，置于棕色瓶室温保存。

三、实验方法

（一）蛋白样品制备

1. 单层贴壁细胞总蛋白的提取

（1）倾去培养液，并将细胞瓶倒扣在吸水纸上吸干培养液（或将细胞瓶直立放置使残余培养液流到瓶底后再用移液器将其移去）。

（2）每瓶细胞加 3 ml 4℃ 预冷的 PBS（0.01 mol/L，pH 7.2～7.3）。水平放置轻轻摇动 1 min 洗涤细胞，然后弃去洗液。重复以上操作两次，将 PBS 弃净后把培养瓶置于冰浴上。

（3）按 1 ml 裂解液加 10 μl PMSF（100 mmol/L），摇匀置于冰上（PMSF要摇匀至无结晶时再与裂解液混合）。

（4）每瓶细胞加 400 μl 含 PMSF 的裂解液，于冰浴上裂解 30 min。

（5）裂解完后，用干净的细胞刮将细胞刮至培养瓶的一侧（动作要快），然后用移液器将细胞碎片和裂解液移至 1.5 ml 离心管中（整个操作尽量在冰浴上进行）。

（6）4 ℃，12000 r/min，离心 5 min（提前开启离心机预冷）。

（7）将离心后的上清分装至 0.5 ml 的离心管中于—20 ℃ 下保存。

2. 组织中总蛋白的提取

（1）将少量组织块置于匀浆器中球状部位，用干净的剪刀将组织块剪碎。

（2）加 400 μl 单去污剂裂解液（含 PMSF）于匀浆器中，进行匀浆，然后置于冰上，重复研磨几次直至组织碾碎。

（3）裂解 30 min 后，即可用移液器将裂解液移至 1.5 ml 离心管中，然后在 4 ℃ 下 12000 r/min，离心 5 min，取上清分装于 0.5 ml 离心管中并于—20 ℃ 下保存。

3. 加药物处理的贴壁细胞总蛋白的提取

由于受药物的影响，一些细胞会脱落下来，所以还应收集培养液中的细胞。以下是培养液中细胞总蛋白的提取。

（1）将培养液移至 15 ml 离心管中，于 1000 r/min 离心 5 min。

（2）弃上清，加入 4 ml PBS 并用移液器轻轻吹打洗涤，然后 1000 r/min 离心 5 min，弃上清后用 PBS 重复洗涤一次。

（3）用移液器吸尽上清后，加 100 μl 裂解液（含 PMSF）冰浴上裂解 30 min，裂解过程中要经常轻弹离心管，使细胞充分裂解。

（4）将裂解液与培养瓶中裂解液混匀，4 ℃、12000 r/min，离心 5 min，取上清分装于 0.5 ml 离心管中并于—20 ℃下保存。

【注意事项】

（1）匀浆缓冲液含有多种蛋白酶抑制剂，降低蛋白酶活性，以防蛋白降解。

（2）所有操作尽量在冰浴上进行，操作过程尽量戴手套，以防手表面的蛋白和脂肪污染。

（3）PMSF 是有毒试剂，处理时注意。

（4）94 ℃水浴（或沸水浴）处理的作用是使蛋白变性，以防降解（水浴锅应提前打开预热）。

（5）预热水浴后，离心需要低温操作，提前 15 min 打开离心机使温度降至 4 ℃。

（6）DDT，PMSF 用时再加入缓冲液中，根据母液的浓度计算所需量。

（7）Western Blot 中转移在膜上的蛋白处于变性状态，空间结构改变，因此识别空间表位的抗体不能用于 Western Blot 检测。这种情况可以将表达目的蛋白的细胞或细胞裂解液中的所有蛋白先生物素化，再用酶标记亲和素进行 Western Blot。

（二）蛋白含量的测定

1. 制作标准曲线

（1）配制 BCA 工作液：根据标准品和样品数量，按 BCA 试剂与 Cu 试剂体积比为 50∶1 配制 BCA 工作液，充分混匀。

（2）稀释标准品：2 mg/ml BSA 标准品用去离子水稀释至终浓度为 1 mg/ml。将标准品按 0 μl，2 μl，4 μl，6 μl，8 μl，10 μl，12 μl，14 μl，16 μl，18 μl，20 μl 加到 96 孔板的蛋白标准品孔中，加去离子水补足到 20 μl，每个浓度设 3 个复孔。

（3）各孔加入 200 μl BCA 工作液，37 ℃水浴 30 min，酶标仪测定 562 nm 处的吸光值。以标准品的吸光值为纵坐标，浓度为横坐标绘制标准曲线。

2. 检测样品蛋白含量

（1）将蛋白样品作适当稀释，加 20 μl 至 96 孔板的样品孔中，每个稀释度设 3 个复孔。

（2）各孔加入 200 μl BCA 工作液，于 37 ℃水浴 30 min。用酶标仪测定 562 nm 处的吸光值。根据标准曲线以及样品稀释度计算出蛋白样品的浓度。

【注意事项】

（1）在低温条件或长期保存出现沉淀时，可搅拌或 37 ℃ 温育使溶解，如发现细菌污染则应丢弃。

（2）为得到更为精确的蛋白浓度结果，每个蛋白梯度和样品均需做复孔，每次均应做标准曲线。

（3）试剂 A 和 B 混合时可能会有浑浊，但混匀后就会消失，工作液在密闭情况下可保存 1 周。

（4）需准备 37 ℃ 水浴或温箱、酶标仪或普通分光光度计，测定波长为 540~595 nm 之间，562 nm 最佳。酶标仪需与 96 孔酶标板配套使用，使用温箱孵育时，应注意防止因水份蒸发影响检测结果。

（5）配制好的 BCA 工作液室温 24 h 内稳定，BCA 法测定蛋白浓度时，吸光度会随着时间的延长不断加深，并且显色反应会因温度升高而加快。如果浓度较低，可适当提高温度，或延长孵育时间。

（三）SDS – PAGE 电泳

1. 清洗玻璃板

一只手扣紧玻璃板，另一只手蘸少许洗衣粉轻轻擦洗，两面都擦洗过后用自来水冲洗，再用蒸馏水冲洗、晾干。

2. 灌胶与上样

（1）玻璃板对齐后放入夹中卡紧，然后垂直卡在架子上准备灌胶。（操作时要使两玻璃对齐，以免漏胶）

（2）按前面方法配 10%（目的蛋白分子量决定配置胶液的浓度）分离胶，加入 TEMED 后立即摇匀即可灌胶。灌胶时，吸取 5 ml 胶沿玻璃加入，待胶面距离玻璃板上端 1.5cm 时即可。然后胶上加水液封，使胶凝速度加快。

（3）当水和胶之间有一条明显的折射线时，说明胶已凝，待胶充分凝固后可倒去上层水并用吸水纸吸干。

（4）按以上方法配 5% 的浓缩胶，加入 TEMED 后立即摇匀即可灌胶。将剩余空间灌满浓缩胶后，将梳子插入浓缩胶中。灌胶时也要使胶沿玻璃板流下以免胶中有气泡产生。插梳子时要使梳子保持水平。由于胶凝固时体积会收缩减小，从而使加样孔的上样体积减小，所以在浓缩胶凝固的过程中要经常在两边补胶。待浓缩胶凝固后，两手分别捏住梳子的两边竖直向上轻轻将其拔出。

（5）用水冲洗配好的成品胶，将其放入电泳槽中。（小玻璃板面向内，大玻璃板面向外，若只做一块胶，应在槽另一边垫一块塑料板，并检测内槽是否漏液。）

（6）蛋白定量后，计算含 5～20 μg 蛋白的溶液体积即为上样量。取出上样样品至 0.5 ml 离心管中，加入 5×SDS 上样缓冲液至终浓度为 1×SDS。上样前要将样品于沸水中加热 5 min 使蛋白变性。（1.5 mm 玻璃板加样孔的最大体积限度为 40 μl 样品。）

（7）加入电泳缓冲液（电泳液至少没过内侧的小玻璃板）。用微量进样器贴壁将样品吸出，不能吸进气泡。将进样器针头插至加样孔中缓慢加入样品（加样太快可使样品冲出加样孔，若有气泡也可能使样品溢出）。加入下一个样品时，进样器需在内槽电泳缓冲液中洗涤 3 次，以免交叉污染。

【注意事项】

（1）APS 和 TEMED 有促凝作用，根据温度加入的量可以变动，一般不超过 30%，在加 APS 前尽量不要搅拌，加入 APS 后可以轻轻搅拌，不要产生气泡。

（2）玻璃板一定要洗干净，否则制胶时会有气泡。

（3）丙烯酰胺有毒，操作时应注意安全（凝胶以后，聚丙烯酰胺毒性降低）。1.5 mm 的玻璃板有黑色条带封低，1 mm 的玻璃板用白色条带封底（封紧以防漏胶）。

（4）严格控制胶凝的时间，一般在 20～30 min。

（5）样品处理时，沸水浴 5～10 min 使蛋白充分变性以防在电泳时产热蛋白质降解。而且注意封好样品的管口，以防沸水浴时冲开管口。

（6）点样时，如果样品数较少，尽量点在中央（由于存在边缘效应若点在边上时，跑出的电泳条带会倾斜）。

（7）开始电泳时，电压调到 80 V，当条带跑过浓缩胶时电压调到 120 V。电泳结束后，取胶时缓慢将玻璃板翘起（防止再次落下）。

（8）上样量不宜太大，蛋白含量每个孔控制在 10～50 μg，体积一般 < 40 μl。

3. 电泳

通常电泳时间 2～3 h，一般浓液胶电压为 80 V，分离胶电压为 120 V，跑出分离胶底部时。当电泳至溴酚兰即可终止电泳，进行转膜。

【注意事项】

（1）电泳仪通电进入工作状态后，禁止人体接触电极、电泳物及其它可能带电部分，也不可打开电泳槽取放东西，如需要应先断电，以免触电。同时要求仪器必须有良好接地端，以防漏电。

（2）仪器通电后，不要随时增加或拔掉输出导线插头，以防短路现象发生，虽然仪器内部附设有保险丝，但短路现象仍有可能导致仪器损坏。

（3）由于不同介质支持物的电阻值不同，电泳时所通过的电流量也不同，其电泳动速度及电泳至终点所需时间也不同，故不同介质支持物的电泳不要同时在同一电泳仪上进行。

（4）在总电流不超过仪器额定电流时（最大电流范围），可以多槽联用，但注意不能超载，否则容易影响仪器寿命。

（5）某些特殊情况下需检查仪器电泳输入情况时，允许在稳压状态下空载开机，但在稳流状态下必须先接好负载再开机，否则电压表指针将大幅度跳动，容易造成不必要的人为机器损坏。

（6）使用过程中，如较大噪音、放电或异常气味等异常现象应立即切断电源，进行检修，以免发生意外事故。

4. 转膜

转膜是将电泳分离到的蛋白质转移到固相载体（NC 膜/PVDF 膜）上，便于进行抗原抗体免疫反应的过程。

（1）转一张膜需准备 6 张 7.0～8.3 cm 的滤纸和 1 张 NC/PVDF 膜（膜的大小与胶一致）。剪切滤纸和膜时须戴手套，防止手上的蛋白污染膜。将切好膜置于水中浸泡 2 - 5 min（用镊子夹住膜的一边轻轻置于超纯水的平皿中，使膜浮于水上，只有下层与水接触，由于毛细管作用可使整个膜浸湿。若膜沉入水里，膜与水之间形成一层空气膜，将阻止膜吸水）。加上下两层滤纸（PVDF 膜在甲醇中活化后浸入转膜缓冲液中）。

【注意事项】

选择膜时要考虑的几个因素：①膜与目的蛋白分子的结合能力（即单位面积的膜能结合蛋白的载量）以及膜的孔径（即拦截蛋白的大小）；②不影响后续的显色检测（即适用于所选的显色方法，信噪比好）。

各种膜的性质如表 1-6 所示。

表 1-6　PVDF 膜、NC 膜、尼龙膜性质对比

	PVDF 膜	NC 膜	尼龙膜
背景	低	低	较高
蛋白结合能力	$100 \sim 200 \ \mu g/cm^2$	$80 \sim 100 \ \mu g/cm^2$	$>400 \ \mu g/cm^2$
机械强度	强	干的膜很脆	软而结实
溶剂抗性	强	差	差
使用前处理	甲醛润湿	缓冲液润湿	缓冲液润湿
价格	高	较低	低

（2）打开夹子使黑色的一面保持水平，在上面垫一张海绵垫，用玻璃棒除去气泡。（在海绵垫上垫三层滤纸，可将三张纸叠在一起后再置于海绵垫子上），一手固定滤纸一手用玻璃棒除去其中的气泡。

（3）应先将玻璃板移除后才可剥胶（撬时须小心，玻璃板易裂），除去小玻璃板后，将浓缩胶轻轻刮去（应避免刮破分离胶）。小心剥下分离胶盖于滤纸上，使其与滤纸对齐，轻轻用玻棒排去气泡。将膜盖于胶上，应盖满整个胶（膜盖好后不可再移动）并除气泡。在膜上盖 3 张滤纸并除去气泡。最后盖上另一个海绵垫，轻压几下后合起夹子。整个操作在转膜液中进行，要不断的排气泡。膜两边的滤纸不能相互接触，否则会发生短路（转膜液中含甲醇，操作时要戴手套，实验室内保持空气流通）。

（4）将夹子放入转移槽中，使夹子的黑面面对槽的黑面，夹子的白面对槽的红面。电转移时会产热，应在槽的两边放冰降温。β-actin 一般选择稳流 100 mA 转 60 min（其他按分子量大小适当改变转膜条件，100 kD 以下分子选择 0.22 μm PVDF 膜，100 kD 以上选择 0.45 μm PVDF 膜。胶浓度不同，转膜时间适当改变；胶浓度低转膜时间缩短，胶浓度高转膜时间延长）。

（5）转膜结束后将膜用 1×丽春红染液染 5 min（于脱色摇床上摇），然后用水冲洗多余的染液就可看到膜上是否转上蛋白，将膜晾干备用。

【注意事项】

1. 浸泡膜

PVDF 膜具有疏水性，需用甲醇浸泡 20s，NC 膜置于水中浸泡 2 ~ 5min；转膜之前将海绵、胶、膜都用预冷的转膜缓冲液浸泡 20 min；以防在转膜过程中胶皱缩，导致条带变形。

2. 转膜顺序

阴极碳板 + 海绵 + 三层滤纸 + 胶 + 膜 + 三层滤纸 + 海绵 + 阳极碳板（图 1-4）。

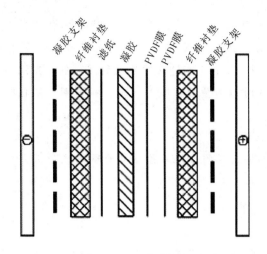

图 1 - 4   三明治结构

3. 转膜条件

一般恒流 100 mA，2 h，冰浴中进行转膜；具体转膜时间要根据目的蛋白的大小而定；目的蛋白的分子量越大，需要的转膜时间越长，反之则短。

4. 免疫反应

（1）将膜用 TBST 浸湿后，移至含有封闭液的平皿中，室温下于脱色摇床上摇动封闭 1~2 h。

（2）将一抗用 TBST 稀释至适当浓度（具体稀释比例根据抗体公司说明而定）；室温下孵育 4~6 h 或 4 ℃过液（最佳），在室温下用 TBST 于脱色摇床上洗三次，每次 5~10 min。

（3）用相同的方法准备二抗稀释液，室温下孵育 1~2 h 后，TBST 在室温置于洗三次，每次 5~10 min，并进行化学发光反应。

5. 化学发光，显影，定影

（1）将 A 和 B 两种试剂等体积混合。1 min 后，将膜蛋白面朝下与此混合液充分接触；1 min 后，将膜移至另一保鲜膜上，去尽残液，包好，放入 X－光片夹中。

（2）在暗室中，将 1×显影液和定影液分别倒入塑料盘中。在红灯下取出 X-光片，用切纸刀剪裁适当大小（比膜的长和宽均需大 1 cm）；打开 X-光片夹，把 X-光片放在膜上，一旦放上，便不能移动，关上 X-光片夹，开始计时；根据信号的强弱适当调整曝光时间，一般为 1 min 或 5 min，也可选择不同时间多次压片，以达最佳效果。曝光完成后，打开 X-光片夹，取出 X-光片，迅速浸入显影液中显影，待出现明显条带后，立即终止显影。显影时间一般为 1~2 min (20 ℃~25 ℃)，温度过低时（低于16 ℃）需适当延长显影时间；显影结束后，立即把 X-光片浸入定影液中，定影时间一般为 5~10 min，直至胶片透明；用自来水冲洗净残留的定影液，室温下晾干。应注意显影和定影移动胶片时，尽量捏住胶片一角，指甲不可划伤胶片，否则会对结果产生影响。

6. 凝胶图象分析

将胶片进行扫描或拍照，用凝胶图象处理系统分析目标条带的分子量和净光密度值。

【本节注意事项】

1. 对照设计

设置合理的对照是成功进行 Western Blot 检测必不可少的，只有正确设置对照，才能快速准确的找到 Western Blot 的问题所在，并保证实验结果的准确性和特异性。

一般需要设置的对照如下。

阳性对照：明确表达检测蛋白的组织或细胞，用于检测抗体的工作效率。

阴性对照：明确不表达检测蛋白组织或细胞，用于检测抗体的特异性。

二抗对照：不加一抗，用于检测二抗的特异性。

内参对照：检测标本的质量和二抗系统。

空白对照：不加一抗和二抗，用于检测膜的性质和封闭的效果。

2. 内参选择

内参即是内部参照，对于哺乳动物细胞表达来说一般是指由管家基因编码表达的蛋白，它们在各组织和细胞中的表达相对恒定，在检测蛋白的表达水平变化时常用它来做参照物。此外使用内参可以作为空白对照，检测蛋白转膜情况是否完全、整个 Western Blot 显色或者发光体系是否正常。

常用的蛋白质内参有 GAPDH 和细胞骨架蛋白 β – 肌内蛋白（β – actin）或 β – 微管蛋白（β – tubulin）。一般要选择一个在处理因素作用的条件下蛋白含量不会发生改变的蛋白作内参。常见的内参如表 1 – 7 所示。

表1–7　常见的内参分子量大小及适用范围

内参名称	分子量大小	适用范围
β – actin	43 kD	胞浆和全细胞
GAPDH	30~40 kD	胞浆和全细胞
Tubulin	55 kD	胞浆和全细胞
VCDA$_1$/Porin	31 kD	线粒体
COXIV	16 kD	线粒体
Lamin B$_1$	66 kD	细胞核
TBP	38 kD	细胞核

3. 磷酸化蛋白的 Western Blot 提出的建议

（1）须在 Lysis buffer 中加入蛋白酶抑制剂，并加入一定量的磷酸酶抑制剂，否则条带结果不明显。

（2）由于磷酸化的蛋白只占总蛋白量的极少部分，加一抗后最好于 4 ℃下过夜，保证抗体充分结合。由于磷酸化抗体的价格较高，4 ℃下也可使一抗重复使用多次，二抗则室温 1 h 即可。

（3）做磷酸化蛋白 WB 时，除目标蛋白的条带以外，往往会出现非特异性的条带；所以压片以后，须与 markers 进行比对，以确定压出的条带分子量是否正确。

（4）做磷酸化蛋白 WB 时背景往往较深，所以压片时间要适当，不能过长或过短，过长则背景太深遮蔽目标条带，时间过短则可能没有条带或者条带太浅。

（5）做磷酸化蛋白 WB，用 TBST 洗脱时应注意摇床的转速和洗脱时间，转速不可太快，洗脱时间不可太长，孵育一抗和二抗之后分别洗脱 5 min、3 次即可。另外，应把孵育不同抗体的膜分别漂洗。

4. Western Blot 常见问题及解决方法（表 1 – 8）

表 1 – 8　Western Blot 常见问题及解决方法

问题	可能原因	解决方案
目的蛋白信号弱	样品上样量不足或目的蛋白浓度过低	加大上样量或浓缩样品
	抗体浓度偏低	增加抗体浓度或延长孵育时间
	显色剂底物浓度不足	增加显色剂用量
	显色剂失效	更换显色剂；吸取 Reagent A 和 B 的移液管不可交叉混用
	显色或曝光时间不足	延长显色或曝光时间
背景过高	封闭物用量不足	提高封闭物浓度，使用适当体积保证孵育时完全覆盖膜
	封闭物使用不当	检测生物素标记的蛋白时不可用脱脂奶封闭
	封闭时间不够	室温或 37 ℃封闭 1 h 以上；4 ℃封闭过夜
	抗体非特异性结合	减少抗体的浓度和孵育时间
	抗体浓度过高或洗涤不彻底	降低抗体浓度，增加洗涤时间和次数
	化学显色底物过多	按照说明书加入适量的显色底物

问题	可能原因	解决方案
转膜效率低	转膜缓冲液 pH 值与目的蛋白等电点相近	提高转膜缓冲液的 pH 值
	凝胶与膜之间存在气泡	转膜时应排除所有气泡
	凝胶与膜两侧的滤纸大面积接触	将滤纸、膜裁剪成与凝胶相同大小，避免两侧滤纸边缘直接接触
	膜种类选择不当	使用质量可靠的 PVDF 或硝酸纤维素膜
	电压或电流过小	湿转法使用 20 mA 恒流；半干转法使用 25 V 左右电压
	转膜时间过短或过长，蛋白存留在凝胶中或穿透印迹膜	通过对转膜后的凝胶和蛋白膜染色判断原因，根据蛋白大小及转膜装置选择合适的转膜时间
显色曝光后无条带	湿转过程中环境温度过高	使用预冷的转膜液或将湿转装置置于 4 ℃
	选用的一抗、二抗及显色方法不适合	选择适合的一抗、二抗和显色方法
	目的蛋白含量低于检测下限	加大上样量或浓缩样品
	抗体效价过低	增加抗体浓度
	抗体孵育时间不足	增加孵育时间，37 ℃孵育 1 h 以上
	抗体过度洗涤	减少洗涤时间和次数
	加入 HRP 底物反应与曝光检测之间间隔时间过长	反应 5 min 后及时检测

（李　策）

第三节　慢病毒的构建、包装与转染

一、实验目的及原理

目的：掌握慢病毒的构建、包装与转染操作的基本步骤，学习以慢病毒作为载体进行基因治疗的原理。

原理：慢病毒（Lentiviruses）载体是以 HIV-1（人类免疫缺陷 I 型病毒）为基础发展起来的基因治疗载体。其特点为免疫原性低，能将自身携带片断整合入宿主细胞基因组，而且能感染分裂相和非分裂相细胞。它由载体成分和包装成分两部分组成。载体成分包括将在宿主细胞内表达的目的基因；包装成分则负责提供生产病毒颗粒所必需的蛋白质。将包含载体成分和包装成分的 3 个或 4 个质粒共转染细胞，即可从细胞上清液中收获携带目的基因、具有感染能力但无复制能力的慢病毒载体颗粒。该病毒颗粒既保留了高效感染和整合的特性，又避免了病毒复制对细胞的伤害，同时还提高了生物安全性。

二、实验材料

1. 实验器材

CO_2 细胞培养箱，倒置显微镜，超净台，微型旋涡混合仪，台式冷冻离心机，数显恒温水浴锅，离心管，6 孔细胞培养板，紫外可见分光光度计，全自动高压蒸汽灭菌锅，电子天平，液氮罐，细胞培养器，荧光倒置显微镜，大肠杆菌 DH5α，目的载体质粒 pLenti 3.7，包装质粒 pCMVΔR8.9，包膜蛋白质粒 pLR-VSV-G，包装细胞 293T。

2. 实验试剂

青霉素，链霉素，NaCl，$CaCl_2$，蛋白胨，酵母粉，葡萄糖，Tris，EDTA，NaOH，十二烷基硫酸钠（SDS），乙酸钾，冰乙酸，水饱和酚，三氯甲烷，聚乙二醇 8000，限制性内切酶 HpaI，限制性内切酶 XhoI，T4 DNA 连接酶，凝胶回收试剂盒，DMEM 培养基，胎牛血清（FBS），聚乙烯亚胺（PEI）。

3. 主要试剂的配制

（1）LB 培养基：称取 NaCl 2 g，蛋白胨 2 g，酵母粉 1 g，倒入洗净的烧杯中，加蒸馏水至 200 ml，121 ℃灭菌 30 min。

（2）青霉素：称取青霉素冻干粉末，配制成 50 mg/ml 的贮液，稀释 1000 倍使用。

（3）STE 溶液：0.1 mol/L NaCl，10 mmol/L Tris·Cl（pH 8.0），1 mmol/L EDTA（pH 8.0）。

（4）溶液 I：50 mmol/L 葡萄糖，25 mmol/L Tris·Cl（pH 8.0），10 mmol/L EDTA（pH 8.0），121 ℃灭菌 15 min。

（5）溶菌酶溶液：10 mg/ml，溶于 10 mmol/L Tris·Cl（pH 8.0）。

（6）溶液 II：0.2 mol/L NaOH，1% SDS，先配制成 0.4 mol/L NaOH 和 2% SDS，临用前将两者等体积混合。

（7）溶液 III：5 mol/L 乙酸钾 60 ml，冰乙酸 11.5 ml，水 28.5 ml。

（8）PBS：称取 NaCl 8 g，KCl 0.2 g，$Na_2HPO_4·12H_2O$ 3.63g，KH_2PO_4 0.24 g，加水至 800 ml，用 HCl 或 NaOH 调 pH 至 7.4，定容至 1000 ml，121 ℃灭菌 20 min。

（9）DMEM 培养基：13.5 g DMEM 培养基，50 mg 青霉素，100 mg 链霉

素，2 g 碳酸氢钠，加水至 800 ml，用 HCl 或 NaOH 调 pH 至 7.2~7.4，定容至 1000 ml，0.22 μm 过滤除菌。

三、实验方法

（一）干扰载体 pLenti 3.7-siRNA 的构建

（1）分别设计 siRNA 上下游引物，两端分别加上酶切位点 HpaI 和 XhoI，合成序列。

（2）分别将成对的两条上下游引物加热至 100 ℃，5 min，再将其退火，慢慢自然冷却到室温。

（3）将上述退火产物电泳，后切胶纯化。

（4）将目的载体 pLenti 3.7 做双酶切，电泳，切胶纯化大片段。

（5）将 3，4 步骤的产物做连接反应。

（二）干扰载体 pLenti 3.7-siRNA 的鉴定

（1）将连接产物转化大肠杆菌 DH5α，涂板。

（2）挑取数个克隆，摇菌，小抽质粒，用双酶切的方法鉴定阳性克隆。

（三）质粒的扩增和提取

1. 感受态细胞的制备

（1）取冻存的 DH5α 菌种接种到 5 ml LB 液体培养基（1% 接种量）37℃ 恒温，摇床 12~15 h，做抗性对照。

（2）1% 转接量转至 5 ml LB 培养基中，培养至对数期（OD_{600} 在 0.3~0.35），将菌液倒入 EP 管中，冰浴 30 min，5000 r/min，离心 5 min。

（3）弃上清液，加 200 μl 冰冷 $CaCl_2$（0.1 mol/L），吹匀，冰浴 30 min，5000 r/min，离心 5 min。

（4）弃上清液，倒置 1 min 使液体流尽，加入 40 μl 冰冷 $CaCl_2$（0.1 mol/L），轻轻吹匀。

（5）冰上或 4 ℃放置，4~24 h 内使用（一般放置 12 h 效率最高）。

2. 转化

（1）加 1 μl 质粒至感受态细胞中，混匀，冰浴放置 30 min。

（2）42 ℃水浴 90 s（勿动），立即取出，冰浴放置 2 min。

（3）将混合物全部接种至 1 ml LB 培养基。

（4）37 ℃培养 1~2 h，摇床 220 r/min，恢复抗性。

（5）5000 r/min，离心 5 min。弃上清，剩余 100 μl。混匀沉淀，涂布平

板（LB-Amp$^+$）。平板先正放，20 min 后倒置过夜（12~15 h）。

3. 质粒的提取

（1）挑取单菌落接种到 5 ml LB（×2）培养基中，做抗性对照。摇床 220 r/min 培养 10 h 左右，将菌液转接至 250 ml LB（×2）培养基中，摇床 220 r/min 过夜。

（2）将菌液于 4 ℃，4000 r/min，离心 15 min，弃上清，敞开离心管口并倒置离心管使上清全部流尽。

（3）将细菌沉淀重悬于 50 ml 用冰预冷的 STE 中。

（4）将洗净的 250 ml 培养物的细菌沉淀物重悬于 10 ml 溶液 I 中。

（5）加 1 ml 新配制的溶菌酶溶液（当溶液的 pH 值低于 8.0 时，溶菌酶不能发挥作用）。

（6）加 20 ml 新配制的溶液 II，盖紧瓶盖，缓慢颠倒离心瓶数次，以充分混匀内容物，于室温放置 5~10 min。

（7）加 15 ml 用冰预冷的溶液 III。封住瓶口，摇动离心瓶数次以混匀内容物，此时应不再出现分明的两个液相。置冰上放 10 min，应形成白色絮状沉淀。

（8）将混合物于 4 ℃，4000 r/min，离心 15 min。

（9）用 4 层干纱布把上清过滤至 250 ml 离心瓶中，加 0.6 倍体积的异丙醇，充分混匀，于室温放置 10 min。

（10）于室温 5000 r/min，离心 15 min，回收核酸（4 ℃离心，盐也会发生沉淀）。

（11）小心弃去上清，敞开瓶口倒置离心瓶使残余上清液流尽，于室温用 70% 乙醇洗涤沉淀和管壁。倒出乙醇，于室温将瓶倒置放在纸巾上，使最后残余的痕量乙醇挥发殆尽。

（12）用 1.5 ml ddH$_2$O 溶解核酸沉淀，分装于 EP 管中，500 μl/管。

4. 质粒的纯化

（1）每管加入 500 μl 用冰预冷的 5 mol/L LiCl 溶液，充分混匀，于 4 ℃ 离心 10000 r/min，10 min（LiCl 可沉淀高分子量 RNA）。

（2）将上清转移到另一 EP 管内，加等量的异丙醇，充分混匀，于室温离心 10000 r/min，10 min，回收沉淀的核酸。

（3）小心去掉上清，敞开管口，将管倒置以使最后残留的液滴流尽。室温，用 70% 乙醇洗涤沉淀和管壁，倾尽乙醇，敞开管口并将其倒置，在纸巾上放置几分钟，以使最后残余的的痕量乙醇蒸发殆尽。

（4）用 100 μl ddH$_2$O 溶解沉淀。

（5）加 100 μl 含 13%（W/V）聚乙二醇（PEG 8000）的 1.6 mol/L NaCl 充分混合，于 4 ℃ 离心 12000 r/min，5 min，以回收质粒 DNA。

（6）吸出上清，用 70 μl ddH$_2$O 溶解质粒 DNA 沉淀。用酚、酚:三氯甲烷 = 1:1、三氯甲烷各抽提 1 次。

（7）将水相转移到另一 EP 管中，加 20 μl 的 10 mol/L 乙酸铵，充分混匀，加 2 倍体积乙醇，于室温放置 10 min，于 4 ℃，12 000 r/min，离心 5 min，以回收沉淀的质粒 DNA。

（8）吸去上清，加 35 μl 70% 乙醇（4 ℃），稍加震荡，离心，4 ℃，12000 r/min，2 min。

（9）吸去上清，敞开管口，将管置于实验桌上直到最后可见的痕量乙醇蒸发殆尽。

（10）用 100 μl ddH$_2$O 溶解沉淀。

5. 质粒的定量

（1）用紫外分光光度计测 OD$_{260}$、OD$_{280}$，计算 OD$_{260}$/OD$_{280}$。将 DNA 贮存于—20 ℃。

（2）DNA 浓度（μg/μl）＝ OD$_{260}$×稀释倍数×50/1000

（四）慢病毒的包装与转染

1. 宿主细胞 293T 的复苏

（1）从液氮罐中取出 293T 细胞冻存管，置于 37 ℃ 水浴中快速融化。

（2）将冻存液转至离心管中，加入 1 ml 含 10% FBS（GIBCO）的 DMEM 培养基，离心 800 r/min，5 min。

（3）将上清丢弃，细胞沉淀重悬于新鲜的细胞培养基，然后将细胞转移至细胞瓶中，置于 37 ℃ 培养箱中培养。

2. 慢病毒的储存与稀释

（1）病毒的储存：收集病毒液后，若短时间内用慢病毒进行实验，可将病毒暂时放在 4 ℃ 冰箱；如需长期保存则放置于—80 ℃ 冰箱（病毒置于冻存管，并使用封口膜密封）。

（2）病毒的稀释：稀释病毒时，应将病毒取出置于冰浴融解后，用培养目的细胞的 PBS 或无血清培养基（含血清或含双抗不影响病毒感染）混匀分装后于 4 ℃ 保存（请在 72 h 内用完）。

3. 细胞铺板浓度的摸索

35 cm² 的细胞培养瓶内培养目的细胞至 100% 融合，胰酶消化收集，2 ml 培养基重悬，分别向 6 孔板内加入 0.1 ml、0.2 ml、0.4 ml 细胞悬液（即一瓶细胞的 1/20、1/10、1/5），并补足培养基至 2 ml。24 h 后观察细胞在六孔板内的生长密度，选择细胞融合率约为 50% 左右的细胞浓度为最佳铺板浓度。

4. 慢病毒感染时病毒滴度的确定

待每孔细胞生长至对数生长期时，吸去孔内原有培养基，加入一系列浓度梯度的的病毒液和转染试剂 polybrene，并以只加转染试剂 polybrene 的孔作为阴性对照，如表 1-9 所示。6 h 后，吸去孔内病毒液，加入新鲜培养基 2 ml，继续培养，观察感染后细胞的生长状况。分别于感染后 48 h 和 72 h，将 6 孔板置于倒置荧光显微镜下观察荧光强度，比较各孔之间慢病毒的感染效率。

表 1-9　病毒滴度的确定方法

孔号	10% FBS 培养基（ml）	病毒液（ml）	Polybrene（μl）
1 号（空白组）	1	0	0
2 号	1	0	6
3 号	0.9	0.1	6
4 号	0.7	0.3	6
5 号	0.1	0.9	6

5. 慢病毒包装体系的转染

（1）将 293T 细胞于 T75 细胞瓶中培养，待其生长到 90% 左右，准备两支 EP 管。

1 号管：重组质粒 pLenti 3.7（20 μg）、pCMVΔR8.9（15 μg）、pLR-VSV-G（6 μg），用无血清培养基稀释到 1 ml。

2 号管：加入 PEI 40 μl，用无血清培养基稀释到 1 ml。

（2）将两支 EP 管内容物均匀混合，室温孵育 20 min。

（3）293T 细胞的培养液倒掉，换上 4 ml 含 1% FBS 的培养液。

（4）将 2 ml 转染复合物加入培养瓶中，晃匀。

（5）反应 8 h，弃去含转染混和物的培养基，将细胞培养液换为 12 ml 新鲜培养液。

（6）12 h 后于荧光显微镜下观察荧光。

（7）40 h 收集上清，离心、过滤后得到病毒液，分别命名为 pLenti-GFP-K-Ras-siRNA 病毒液。同法用 plenti-GFP 作为对照质粒制得 plenti-GFP-control

病毒液。病毒液置—80 ℃冰箱保存。

（8）将含病毒上清液，与未经转染的293T细胞共培养，荧光显微镜观察293T细胞绿色荧光表达水平以确定病毒是否具有感染活力。

【本节注意事项】

（1）若细胞状态良好，可适当延长病毒液的保留时间，具体的保留时间视细胞状况而定。

（2）HUVEC较脆弱，感染时需特别小心，感染6 h后立即换液。且HUVEC极不易感染，病毒滴度低，感染效率低；滴度稍高，易死亡，需时刻关注。

（3）慢病毒感染目的细胞最好在生物安全柜中进行。如果使用普通超净工作台操作，不能打开排风机，在距酒精灯较近的距离操作以保证无菌。

（4）病毒可于—80 ℃存放6个月以上；但如果病毒储存时间超过6个月，在使用前需重新滴定病毒滴度。

（5）反复冻融会降低病毒滴度，每次冻融会降低病毒滴度10%，因此在病毒使用过程中应尽量避免反复冻融。

（6）病毒操作时应穿实验服、戴口罩和手套。

（7）操作病毒时注意不能产生气雾或飞溅。如果操作时超净工作台被病毒污染，应立即用含1% SDS的70%乙醇溶液擦拭干净。接触过病毒的枪头、离心管、培养板、培养液应用84消毒液或1% SDS浸泡过夜后弃去。

（8）质粒的提取方法有试剂盒和传统的碱裂解法。用试剂盒提取质粒，纯度较高，但浓度低，不利于转染；采用碱裂解法大量制备质粒，若联合后期纯化步骤，能获得浓度高且纯度高的质粒。

（9）脂质体是最为常见的转染载体，但由于价格较高、细胞毒性较大，不利于提高转染效率。且脂质体对血清比较敏感，需要在无血清干扰的情况下进行转染，否则将加大转染对细胞生长的影响。PEI是一种阳离子多聚物，其单体（—CH—CH$_2$—NH$_2$—）中每3个原子含1个氨基，富含阳离子，有较强的DNA结合及黏附细胞的能力，同时它的自降解功能又能大大降低细胞毒性作用。与其他的阳离子聚合物相比，PEI可显著提高基因水平的转导效率，能够更好地保护DNA不受其他酶的降解。

（10）293T细胞贴壁不紧，倒培养基时要沿细胞瓶无细胞的面倒出。

（程　涛）

第四节　流式细胞仪分析药物与靶点的结合情况

一、实验目的及原理

目的：掌握分析药物（本实验以多肽分子为例）与靶点结合情况的方法，并熟悉流式细胞仪的操作步骤（本节所用流式细胞仪为 BD 公司生产的 FACS Calibur）。

原理：流式细胞术（Flow Cytometer，FCM）是一种在功能水平上对单细胞或其他生物粒子进行定量分析和分选的检测手段，它可高速分析上万个细胞，并能同时从一个细胞中测得多个参数，与传统荧光镜检查相比，具有速度快、精度高、准确性好等优点，成为当代最先进的细胞定量分析技术。

流式细胞仪工作原理在分散器中将细胞分散成为单个细胞，并使其在测定时保持存活状态。测定时，使细胞悬浮形成流畅、不间断的细小液流，使这些单个细胞依次通过一个小室；进入小室的细胞被激光激活，在散射一部分激光的同时，细胞也发射出荧光，这些散射的光信号和发射荧光信号均被收集并进行分析。

需测定的参数包括：①前向散射光强度（FSC）。该值的大小与细胞直径几乎成正比；②侧向散射光强度（SSC），又称 90°散射光。其散射强度与细胞内颗粒结构的质量几乎成正比；③荧光强度。

二、实验材料

1. 实验器材

6 孔细胞培养板，0.22 μm 滤膜，pH 计，小型离心机，细胞培养瓶，倒置显微镜，超净台，全自动高压蒸汽灭菌锅，电子天平，液氮罐，超纯水制造仪。

2. 实验试剂

磷酸盐缓冲液（PBS），胎牛血清（FBS），牛血清白蛋白（BSA），ECM 培养基，内皮细胞生长因子添加剂（100 × ECGS），青霉素/链霉素混合物（P/S），胰蛋白酶。

三、实验方法及步骤

（一）样品的处理方法

（1）细胞培养

铺板：将细胞均匀铺于 6 孔板中。每种细胞至少要铺四个孔：1 个空白孔，3 个实验复孔。每孔铺入约 1×10^5 个细胞。

（2）消化收集细胞，首先加入 1 ml PBS 洗去未贴壁细胞和培养基；每孔可加入 500 μl 胰酶进行消化。待细胞脱落后加入含血清培养基进行中和。800 r/min 离心 5 min 收集细胞，1 ml PBS 缓冲液重悬细胞。

（3）加入含 1% BSA 的 PBS，称量 1 g BSA 溶解于 100 ml PBS 中，用 0.22 μm 滤膜过滤除菌，4 ℃封闭 30 min（防止药物和细胞的非特异结合）。

（4）加入一定量的多肽，避光，4 ℃孵育 1 h。

（5）孵育完成后，收集细胞，并用冰预冷的 PBS 洗涤一次。

（6）加入一定量的 PBS 重悬，过滤后用流式进行检测。注意：①滤膜为 35～55 μm 的尼龙筛网，去除样品中的细胞团块，以防止堵塞管路；②细胞样品务必放至 BD FALCON 352052 试管中，否则无法上机；③理想样品浓度调至 $(1～10) \times 10^5$ 个/ml，实验一般只需 0.5 ml 的样品。

（二）流式细胞仪的操作方法

1. 开机过程

（1）依次开启变压器电源、稳压器电源、流式细胞仪电源。

（2）开启其他周边配备电源，如打印机及 MO 机。

（3）开启计算机。

（4）确认鞘流液筒有八分满的 FACS Flow，确定旋紧（鞘液筒容量为 4 L）。

（5）丢弃废液，并在废液筒中加入 200 ml 家用漂白水（废液筒容量为 4 L）。

（6）将减压阀方向调在加压（Pressurize）位置。

向前拉开储液箱抽屉，检查鞘液筒、废液筒水量，如需充填鞘液，将减压阀方向调在 VENT 位置（箭头方向）。仪器会对鞘流液筒打气加压，请确认筒盖确实旋紧。将减压阀方向调在加压（向前）位置，减压阀如在 VENT（箭头方向）位置，按 RUN 功能键时将显示橙黄色（表示仪器不正常，请检查是否失压），正常为绿色。

（7）排除液流管路与过滤器中的气泡。

（8）取下样品管，执行 PRIME 功能两次。

（9）使用 1 ml PBS，HIGH RUN 两分钟。

（10）可开始分析样品。本样品 FL1 通道检测。

2. 通道的选择

以 BD FACSCalibur 基本型为例（见图 1-5）

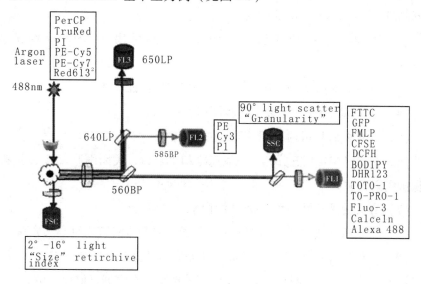

图 1-5　BD FACSCalibur 基本结构示意图

FSC Diode　只接收 488 nm 波长散射光

SSC PMT　只接收 488 nm 波长散射光

FL1 PMT　荧光光谱峰值落在绿色范围（波长 515～545 nm）

FL2 PMT　荧光光谱峰值落在橙红色范围（波长 564～606 nm）

FL3 PMT　荧光光谱峰值落在深红色范围（波长 >650 nm）

本试验以 FITC 标记，所以通过 FL1 通道进行检测。

3. 功能控制

RUN：此时上样管加压，使细胞悬液从进样针进入流动室（正常显示绿色；黄色时表示仪器不正常，请检查是否失压）。

STANDBY：无样品或暖机时的正常位置，此时鞘液停止流动，雷射功率自动降低。

PRIME：去除流动室中的气泡，流动室施以反向压力，将液流从流动室冲入样品管，持续一定时间后，用鞘液回流注满流动室。PRIME 结束，仪器恢复 STANDBY 状态。

4. 关机步骤

关机前必要操作：清洗进样管和外套管，防止进样管堵塞、或有染料残留。

（1）将样品支持架左移，取 2 ml FACS Clean（10% Bleach）上样品，使仪器的真空系统抽取约 1 ml 的液体。

（2）将样品支持架回正，按 HI RUN，然后用 FACSClean 清洗管路 10 min。

（3）按 Standby，取下样品管，执行 PRIME 功能 2 次。

（4）取 2 ml dH_2O，重复上述步骤(1)~(3)。

（5）注意最后只留约 1 ml dH_2O 在试管中。

（6）按 STANDBY 五分钟，使风扇冷却雷射后，关闭细胞仪（必要操作，以保护雷射光源）。

（7）弃去废液，并回填 200 ml 漂白水。

（8）将减压阀放在「VENT 漏气」位置。将鞘流液筒充填至八分满。

（9）退出软件"File"→"Quit"（如有对话选项，选择"Don't save"）并确认退出。保证计算机中所有 BD 应用软件、所有数据已储存备份。

（10）关闭计算机，"Special"选择"Shutdown"。

（三）数据处理

单标记样本数据常用的显示方式是单参数直方图。单参数直方图是一维数据用的最多的图形显示形式，既可用于定性分析，又可以用于定量分析。横坐标可以是线性标度或对数标度，单位用"通道数"或者"道数"来表示，在流式检测中是代表所检测的荧光或散射光的强度。纵坐标表示的是横坐标某一特定荧光强度的细胞数，有时也用相对百分比来表示。

【本节注意事项】

（1）由于流式检测所需要的细胞样本数较少，所以每种细胞培养一瓶即可。

（2）铺板时要注意细胞浓度的均匀，尽量保证每个孔中的细胞数一致，才能达到平行试验的目的。一般在 6 孔板中加入 2 ml 完全培养基和 500 μl 细胞悬液。

（3）液态的 FITC 见光易猝灭，孵育药物时应注意避光。

（4）开机时应从左向右依次打开，如顺序相反，仪器和计算机之间无法建立正常通讯，无法执行"connect to cytometer"。解决方法：两者都关机，然后以正确顺序重开。

（5）更换样品时，仪器应保持 RUN 模式，使进样针可以反冲。

（6）上样时，须注意将支持架位于中位，以避免过多样品被抽吸到废液筒内。

（白丽森）

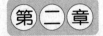

肿瘤治疗药物体外模型研究方法

　　细胞毒类抗肿瘤药物有效性研究的主要目的是探究受试物的作用机制、作用强度以及对不同类型肿瘤的敏感性。由于研究方法的局限性，目前细胞毒类抗肿瘤药物有效性研究的结果并不能准确地预测受试物的临床疗效，在有效性试验中应重视探索药物的作用机制，使试验模型尽可能模拟临床肿瘤病人的实际情况，以降低开发风险。

　　评价一个抗肿瘤药物通常先对其进行体外活性筛选，按照《细胞毒类抗肿瘤药物非临床研究技术指导原则》要求，体外抗肿瘤活性检测采用人的肿瘤细胞株，检测方法包括磺酰罗丹明染色法（SRB 法）、四氮唑盐还原法（MTT 法）、集落形成法、台盼兰染色法等方法进行检测，计算受试物的半数抑制浓度（IC50），并与阳性对照药进行比较，以初步预测受试物的作用强度和对不同类型肿瘤细胞的敏感性。具体应根据受试物的结构特点、理化性质和作用机制确定体外试验采用的研究方法，例如，以线粒体为作用靶点的受试物不宜采用四氮唑盐还原法。

　　在选择肿瘤细胞系时应考虑细胞的生长和增殖速率。除非有充分证据证明受试物仅作用于特定的人体细胞靶点，一般应至少选用 12 种人癌细胞系进行试验，试验还应考察受试物对耐药肿瘤细胞系和正常人源细胞的作用和影响。受试物与细胞共培养的时间一般为 48～72 h，贴壁细胞需先贴壁 24 h 后再给药。试验应设阳性和阴性对照组，阳性对照为化学结构类似，具有相同或类似作用机制的抗肿瘤药物，阴性对照为溶媒对照。试验至少应重复一次。

　　对于非细胞毒类药物或分子，如蛋白质多肽类或者血管抑制剂类分子，需要采用其它的体外活性检测方法：如本书中列举的 MTT 法检测细胞增殖实验，有的分子对肿瘤转移有显著抑制作用，需要进行抗肿瘤转移试验：细胞粘附实验、细胞骨架检测实验、基质金属蛋白酶活性检测等实验；血管生成相关检测方法有：细胞迁移实验、小管形成实验、大鼠动脉环血管形成实验等。

第一节 细胞培养实验基本操作

一、实验目的及原理

目的：掌握基本的细胞培养操作技术，熟悉细胞培养过程中的关键步骤。

原理：细胞培养是指从体内组织取出细胞，模拟体内环境，在无菌、适当温度、酸碱度和一定营养条件下，使其生长繁殖，并维持其结构和功能的一种培养技术。

二、实验材料

1. 实验器材

超纯水制备系统、酸缸、烘箱、pH 计、磁力搅拌器、液氮罐、紫外灯、—80 ℃低温冰箱、空调、低速离心机、超净工作台、倒置显微镜、CO_2 培养箱、CO_2 钢瓶、4 ℃冰箱、储物柜、全自动高压蒸汽灭菌锅、电子天平（d = 0.01 mg），电子天平（d = 0.0001 mg），数显恒温水浴锅。

2. 实验试剂

DMEM 培养基，小牛血清（NBS），胎牛血清（FBS），内皮细胞生长因子添加剂（100×ECGS），青霉素/链霉素混合物（P/S），胰蛋白酶，生理盐水，KH_2PO_4，$Na_2HPO_4 \cdot 12H_2O$，NaCl，KCl，Na_2CO_3，$NaHCO_3$。

三、实验方法

（一）细胞培养准备工作

1. 重铬酸钾洗液的配制

重铬酸钾洗液是由浓硫酸和重铬酸钾配制而成的，呈深褐色，具有强酸性、强氧化性，对有机物、油污等的去污能力特别强。根据浓硫酸和重铬酸钾的比例不同，一般分为 3 种（本实验室用的是强酸液见表 2 − 1）。

表 2 – 1　重铬酸钾洗液的配制

	弱酸	次强酸	强酸
重铬酸钾（g）	100	120	63
浓硫酸（ml）	100	200	1000
蒸馏水（ml）	1000	1000	200

配制方法：将重铬酸钾加入蒸馏水中，用玻璃棒轻轻搅拌使之溶解，然后缓慢加入浓硫酸，边加边搅拌，若发热过剧则暂停，冷却后再继续加。盛放重铬酸钾洗液的容器要坚固且耐腐蚀，一般可以用瓷缸或玻璃缸，并加一个较厚的盖子。

【注意事项】

（1）操作时要穿戴好防护服和厚胶皮手套，确保安全。

（2）浓硫酸腐蚀性很强，加入时应将瓶口靠在容器壁上，使之沿着容器壁缓缓流下，以免溅出。

（3）待洗液完全冷却时方可使用。使用时，放入的容器必须干燥，以免稀释洗液。器皿浸入酸液中要完全，不能留有气泡，以防止泡酸不彻底。

（4）当洗液变绿，表示重铬酸钾已被还原，失去氧化能力，不宜继续使用，应重新配制。

2. 器皿的清洗和灭菌

（1）玻璃器皿清洗和灭菌

细胞生长的玻璃器皿表面要求干净、透明、无油渍，不能残留任何有毒物质。

1）新的玻璃器皿及瓶盖的清洗和灭菌

新的玻璃器皿表面呈碱性，带有一些如铅和砷等对细胞有害的物质和灰尘。

①玻璃器皿用含洗涤剂（如洗衣粉等）的溶液浸泡后，用软毛刷轻轻刷洗，刷洗过程中不能用力过猛，自来水冲干净后置于烘箱中烘干。

②自来水刷洗瓶盖，除去灰尘，于烘箱中烘干后置于 2% 氢氧化钠溶液中煮沸 10 ~ 20 min，用蒸馏水冲洗干净，再用 1% 稀盐酸浸泡 30 min，用蒸馏水冲洗 2 ~ 3 遍，于烘箱中烘干备用。

③将玻璃器皿和耐酸的盖子用重铬酸钾清洁液浸泡 12 h，用自来水冲洗 10 次，蒸馏水冲洗 10 次于烘箱中烘干。

④将瓶子盖好，用报纸或牛皮纸包装好，瓶盖拧松小半圈，瓶口向上放入高压灭菌锅内，盖好盖子，打开开关和排气阀，当温度升至 100 ℃后，关闭排气阀，开始灭菌。

⑤灭菌完毕后，先打开排气阀，待灭菌锅内气体排净后方可打开灭菌锅盖。检查所灭容器是否进水，一般未进水的瓶壁上有无色透明的水蒸气，进水的瓶内有黄色液体（可能是灭菌锅底的锈水），需重新清洗、泡酸。

⑥将灭过菌的器皿于烘箱中烘干。

⑦将瓶盖拧紧，置于储物柜中备用。

2）旧的玻璃器皿的清洗和灭菌

①使用过的玻璃器皿先加入 84 消毒液，浸泡 2～3 h，使残留在玻璃表面的细胞全部死亡。

②用含洗涤剂（如洗衣粉等）的溶液浸泡后，用软毛刷轻轻刷洗，刷洗过程中不能用力过猛。自来水冲洗干净后于烘箱中烘干。

③用过的玻璃器皿用重铬酸钾清洁液浸泡 12 h，从酸缸内捞出器皿后应立即用自来水冲洗（避免变性蛋白质粘附于玻璃上难以清洗）。

④灭菌均见本节"器皿的清洗和灭菌"。

（2）橡胶和塑料制品的清洗和灭菌

用自来水冲洗干净于烘箱中烘干，然后根据不同材质进行如下的处理程序：

1）胶塞

烘干后用 2% 氢氧化钠溶液煮沸 30 min（用过的胶塞只用沸水处理 30 min），自来水洗净，烘干。然后再在 1% 稀盐酸液浸泡 30 min，用蒸馏水冲洗 2～3 遍，于烘箱中烘干，最后装入铝盒内高压灭菌，烘干备用。

2）冻存管、移液器头、EP 管等

将冻存管的管盖拧松，打开 EP 管盖，装入铝盒内高压灭菌，烘干备用。移液器头装入移液器盒中，将移液器盒用报纸或牛皮纸包好，高压灭菌，烘干备用。

3）塑料培养瓶、培养板等

①将塑料培养瓶用含洗涤剂（如洗衣粉等）的溶液浸泡后，用软毛刷轻轻刷洗。刷洗过程中不能用力过猛，以免在瓶壁上留下划痕，用自来水冲洗干净后于烘箱中烘干。细胞培养板（如 6 孔板、24 孔板、96 孔板等）一般不能用刷子刷洗。因此使用过的培养板应立即加入 84 消毒液，浸泡 2～3 h 后用

大量自来水冲干净，于烘箱中烘干。

②用重铬酸钾清洁液浸泡 4 h（不带滤膜的塑料盖子可以泡酸），用自来水冲洗 10 次，蒸馏水冲洗 10 次后于烘箱中烘干。

③将烘干的塑料培养瓶或培养板放进超净台，打开盖子，直接暴露在紫外线下灭菌（至少 4 h，通常过夜）。

④将瓶盖拧紧或盖好，置于超净台中备用。

【注意事项】

（1）灭菌时，自来水容易产生水垢，会缩短灭菌锅使用寿命，需向灭菌锅中加入蒸馏水。

（2）灭菌锅中的蒸馏水需定期更换。

（3）严格执行高压灭菌锅的操作规程：高压灭菌时，先检查锅内是否有蒸馏水，以防高压灭菌时烧干。水不能过多，可能会使空气流通受阻，降低高压灭菌效果。检查安全阀及放气阀是否通畅，以防高压灭菌时爆炸。

（4）冻存管、EP 管、移液器头等装入铝盒或移液器盒内时需要戴手套操作，以免皮肤上的油渍、汗渍留在管壁上。

3. 无菌操作

（1）无菌室的灭菌

1）定期清洁无菌室：每周一次，先清扫地面，并用 75% 乙醇擦拭桌子、超净工作台、四周墙壁等，然后用 3‰ 新洁尔灭拖地 3 次，彻底清洁地面的每个角落。

2）CO_2 培养箱灭菌：取下培养箱内的隔板等部件，逐一用 75% 乙醇擦拭，然后将部件安装好，将可移动的小紫外灯放入培养箱内照射过夜。

3）全部打扫完毕后，打开无菌室中的紫外灯照射过夜。

4）实验前灭菌：打开紫外灯，照射无菌室 30 min；打开超净台中的紫外灯，照射 30 min。

5）实验后灭菌：用 75% 乙醇擦拭超净台、边台、倒置显微镜的载物台。

【注意事项】

（1）打扫无菌室时要穿好实验服，戴好口罩，尤其是擦拭培养箱时需要佩戴口罩，尽量少说话。

（2）超净台的挡风板为有机玻璃，不能用乙醇擦拭，用清水即可。

（3）因无菌室需要经常照射紫外灭菌，长期的紫外照射会加速橡胶、塑料等材料（如 CO_2 培养箱与 CO_2 钢瓶的橡皮通气管）的老化，可以用废报纸等包裹此类材料，能有效解决由于老化引起的一系列问题。

（2）实验人员的无菌准备：①肥皂洗手；②穿好实验服，戴好手套；③用酒精棉球擦净双手。

【注意事项】

实验时穿的实验服需置于无菌室内紫外照射灭菌后方可使用。

（3）无菌操作的演示

1）实验前将需要用的器皿（细胞培养瓶、离心管等）及 PBS、培养基、胰蛋白酶放入超净工作台内紫外灭菌 30 min。（因为紫外线穿透能力较差，只能对器皿表面起到消毒作用，因此不会影响 PBS、培养基、胰蛋白酶）

2）凡是带入超净工作台内的 PBS、培养基、胰蛋白酶的瓶子或细胞培养瓶、离心管等使用前均要再次用 75% 乙醇擦拭瓶子的外表面。

3）将各种需要用到的器皿摆放整齐（以顺手为原则），空出两手臂中间的位置为实验操作区。操作区应尽量大一些，以免实验时出现不必要的碰撞。

4）打开超净台的排风，风速调至中等即可。靠近酒精灯火焰操作，以不烫手的最近距离为宜。

5）所有器皿使用前必须过火灭菌。

6）继续使用的器皿（如瓶盖、滴管）等要放在高处，使用时仍要过火。

7）各种操作要靠近酒精灯，动作要轻缓、准确，不能乱碰，如吸管不能碰到废液缸，如果碰到应立即更换。

8）手或其他物品不能从开着盖的瓶口上方经过，要从前后绕行。

9）吸取两种以上的使用液时要注意更换吸管，防止交叉污染。

4. 细胞培养液的配制与消毒

（1）水的制备

细胞培养用水必须非常纯净，不含有离子和其他的杂质。需要用新鲜的蒸馏水、双蒸水或纯净水。

（2）PBS 的制备与灭菌

称取 NaCl 8.0 g，KCl 0.2 g，Na_2HPO_4 1.44 g，KH_2PO_4 0.24 g，倒入盛有 900 ml 双蒸水的烧杯中，玻璃棒搅动，充分溶解，调 pH 至 7.4，定容至 1000 ml，摇匀并移入溶液瓶内，盖好瓶盖，用报纸或牛皮纸包好瓶子，瓶盖拧松小半圈，高压灭菌。

（3）胰蛋白酶溶液的配制与除菌

①称取胰蛋白酶：按胰蛋白酶液浓度为 0.25%，EDTA 浓度为 0.02%，用电子天平分别准确称取后倒入盛有 PBS 的烧杯中（PBS 事先配好灭菌），将烧杯置于磁力搅拌器上搅拌混匀。

②用注射滤器抽滤消毒：配好的胰酶溶液要在超净台内用注射滤器和孔径为 0.22 μm 的滤头过滤除菌，然后小量分装（可直接将滤头置于分装器皿上，边过滤边分装）。将分装后的器皿做好标记，瓶盖拧紧，并用封口膜封好，置于封口袋中于—20℃保存备用。

【注意事项】

因 Ca^{2+}、Mg^{2+} 和血清、蛋白质会降低胰蛋白酶的活性，因此加入 EDTA 来螯合 Ca^{2+}、Mg^{2+}。

（4）血清的灭活

先将新买来的血清放入 4℃ 冰箱中解冻，待其完全融化后在 56℃ 水浴中灭活 30 min，小量分装，于—20 ℃ 保存备用。

（5）DMEM 培养基的配制与除菌

1）用电子天平分别称取 $NaHCO_3$ 2 g，青霉素 50 mg，链霉素 100 mg 置于盛有 800 ml 双蒸水的烧杯中，将 DMEM 粉末轻轻加入双蒸水中，向袋中加入少量双蒸水将剩余的培养基粉末溶解后倒入烧杯中。将烧杯置于磁力搅拌器上搅拌 1~2 h，使培养基充分溶解。将培养基调 pH 至 7.0，用双蒸水定容至 1000 ml，摇匀后重新移入烧杯中。

2）用注射滤器抽滤消毒：配好的培养基要在超净台内用注射滤器和孔径为 0.22 μm 的滤头过滤除菌，可直接将滤头置于盛放培养基的容器上过滤。将容器做好标记，瓶盖拧紧，并用封口膜封好，于 4 ℃ 保存备用。

【注意事项】

（1）加入 DMEM 粉末时要尽量紧贴双蒸水液面，以免粉末飘洒。

（2）培养基搅拌溶解时，应用保鲜膜封好烧杯口，以免灰尘等飘进。

（3）培养液的最佳 pH 为 7.2，但培养基于 4 ℃ 保存一段时间后，其 pH 会升高，且细胞耐酸不耐碱，因此，将 pH 调至 7.0 最为合适。

（4）DMEM 培养基中含有酚红指示剂，正常的培养基为酒红色，当培养基偏碱性时，颜色偏桃红色；偏酸时，培养基颜色偏黄色。

（6）1%明胶的配制

按明胶浓度为1%，电子天平称取后加入盛有PBS的容器中，由于明胶难溶且难过滤，因此采用高压灭菌锅灭菌。灭菌后，将瓶盖拧紧，置于室温。

（二）细胞的复苏

细胞复苏的原则——快速融化。

将冻存在—196 ℃液氮中的细胞快速融化至37 ℃，使细胞冻存时的冰晶迅速融化，避免冰晶缓慢融化进入细胞形成再结晶，对细胞造成损害。

具体操作：

（1）实验前准备：①将复苏细胞需要用到的细胞瓶、离心管、培养液等置于超净台中紫外照射30 min；②向烧杯中加入约600 ml蒸馏水，加热至40 ℃，拿入无菌室；③用75%乙醇擦拭器皿，并在超净工作台中按次序摆放好离心管、培养瓶、培养液等。

【注意事项】

复苏细胞时的最佳温度为37 ℃，但复苏前还需做一些准备工作，所以一般将水加热至40 ℃，待复苏时温度约降至37 ℃。

（2）取出冻存管

①根据细胞冻存记录找到所需细胞存放的位置。

②从液氮罐中取出细胞盒，取出所需的细胞，同时核对冻存管上的名称标记等是否正确。

【注意事项】

（1）液氮温度很低，为避免冻伤，操作时应戴厚的棉布手套。

（2）打开液氮罐取细胞时动作要快，取出所要的细胞后尽快将细胞盒放回液氮罐，避免时间过长对其他细胞造成损伤。

（3）迅速解冻

①用镊子或手（戴手套）抓着冻存管的盖子，将冻存管管身全部浸入到37 ℃水中，沿顺时针或逆时针轻轻快速旋转1~2 min，使管中的液体迅速融化。

②待冻存管内液体完全溶解后，用酒精棉球擦拭冻存管的外壁，再放入超净台内。

【注意事项】

解冻时不要将冻存管盖子浸入水中，以免染菌。

（4）平衡离心

将冻存管经酒精灯消毒，轻轻打开盖子，将细胞悬液移入离心管中，离心，800 r/min，5 min。

（5）制备细胞悬液

离心后弃去上清液，将沉积在离心管底的细胞用手指轻轻弹几下，有助于细胞团的分散。向离心管中加入 1～2 ml 含血清培养液重悬细胞。

【注意事项】

细胞重悬时先将大团块的细胞轻轻吹散，再用移液器从管底吸起细胞悬液，将移液器提至液面下方吹出，但勿离开液面，这样可以减少对细胞的机械损伤。

（三）培养细胞

向培养瓶中加入含血清培养液，底面积约 35 cm^2 的培养瓶加 4 ml，底面积约 75 cm^2 的培养瓶加 9 ml。将混匀的细胞悬液逐滴滴入培养瓶中。将培养瓶轻轻左右前后晃动，混匀细胞。用酒精棉球擦拭细胞瓶，打开 CO_2 培养箱，将瓶口拧松小半圈，水平放入培养箱中。密切观察细胞的状态，最佳频率为每天早晚各观察一次。

【注意事项】

（1）将细胞从培养箱中取出时，需要将瓶盖拧紧再进行观察，以免污染。观察完毕放入时要用酒精棉球擦拭细胞瓶，并将瓶口拧松。

（2）细胞复苏完毕后应及时登记相关信息（如复苏细胞的名称、复苏日期等）。

（3）显微镜下观察细胞时主要观察方面：包括细胞是否透亮，细胞形态是否规则，培养液是否澄清，培养液中是否有杂质。

（四）细胞的换液及传代（胰蛋白酶消化法）

（1）实验前准备

①将复苏细胞需要用到的细胞瓶、离心管、培养液等置于超净台中紫外照射 30 min。

②用 75% 乙醇擦拭器皿，并在超净工作台中按次序摆放好离心管、培养瓶、培养液等。

（2）细胞换液

及时观察细胞状态和培养液的变化情况。在细胞的生长过程中会产生很多代谢物，当培养基稍变黄时就需要换液。不同的细胞生长速度也不同，需结合具体情况及时换液。如内皮细胞一般复苏后第二天需换液。具体步骤如下。

①从培养箱中取出细胞，弃去培养液。

②向培养瓶中加入 1~2 ml PBS，轻轻润洗细胞后弃去。

③加入新鲜含血清培养基，置于 CO_2 培养箱中。

【注意事项】

（1）向培养瓶中加入 PBS 或培养液时需要朝着不长细胞的一面沿瓶壁加入，以免将细胞冲下。

（2）每次弃去培养液或 PBS 时，因为瓶口离废液缸很近，需要在火焰上多过几次，以免污染。

（3）细胞传代

当培养瓶中的细胞长至 80%~90% 时，需要传代培养。一般的贴壁细胞均用胰蛋白酶消化。具体步骤如下：

①取样：从培养箱中取出细胞，弃去培养液。

②润洗：向培养瓶中加入 1~2 ml PBS，轻轻润洗细胞后弃去。

③消化：向培养瓶中加入 1 ml 胰蛋白酶，将培养瓶盖上瓶盖，水平置于显微镜下观察细胞形态变化。当细胞变圆、彼此分开时，拿起培养瓶轻轻拍打长有细胞的一面瓶壁，待有小部分细胞脱离瓶壁时，立刻用 75% 乙醇擦拭瓶壁外侧后，放入超净台中。

【注意事项】

胰蛋白酶的作用是使细胞间的蛋白质水解从而使细胞离散。不同的组织或者细胞对胰酶作用的反应不同。胰酶分散细胞的活性还与其浓度、温度和作用时间有关，在 pH 为 8.0、温度为 37 ℃时，胰酶溶液的作用能力最强。使用胰酶时，把握好浓度、温度和时间。如果消化不充分就终止，会造成细胞成团，不能形成单个细胞，而消化过度则会造成细胞损伤甚至死亡。

当细胞状态不好时，可先用胰蛋白酶润洗细胞，淘汰状态不好或贴壁不牢的细胞，弃去胰蛋白酶后再加入新鲜的胰蛋白酶消化液继续消化剩余的状态较好的细胞，从而调整细胞状态。

④终止消化：向细胞瓶中加入 1 ml 含血清的培养液，终止胰蛋白酶的作用。用移液器轻轻吹下未脱落的细胞，并将已脱落的细胞混合，使成团的细胞尽可能散开。

⑤平衡离心：将细胞悬液移入离心管中，800 r/min，离心 5 min。

⑥重悬细胞：弃上清，用新鲜培养基重悬细胞，尽量将细胞重悬成单个细胞悬液。

⑦培养细胞：向新的细胞培养瓶中加入新鲜含血清培养液，将细胞悬液边混合边加入培养瓶中，使各个培养瓶的细胞密度相近。

【注意事项】

传代时细胞密度不能太稀，否则会造成细胞生长停滞，甚至死亡。一般根据细胞的生长速度决定传代时的密度。如果细胞生长较慢，一般为一瓶传两瓶。若细胞生长速度快，也可以一瓶传三瓶或四瓶。

（五）细胞的冻存

（1）实验前准备同前

（2）冻存液配制

按 70% DMEM，20% 血清，10% DMSO 配制冻存液，配好后置于 4 ℃备用。

【注意事项】

（1）需购买专门用于冻存细胞的 DMSO，使用前 DMSO 需要用 0.22 μm 的有机系滤头过滤除菌。

（2）DMSO 加入培养基后会放热，如直接使用可能会对细胞造成一定损伤。

（3）冻存

①润洗、消化、终止消化、离心等步骤均同细胞传代。

②离心后弃去上清液，用冻存液重悬细胞。

③取出灭过菌的冻存管，将细胞悬液分装入冻存管，每管 1ml。用封口膜将管盖封好，在管口贴上一层白色胶布，在胶布上再次标明细胞相关信息。

【注意事项】

用记号笔在冻存管管壁上做好标记，标明细胞名称、代数、冻存者、冻存日期，以防白色胶布脱落后无法识别细胞种类。将冻存管管盖拧紧，以免复苏细胞时冻存管进水。

④将冻存管放入程序降温盒中，将程序降温盒置于—80 ℃冰箱过夜。

【注意事项】

及时添加程序降温盒中的异丙醇。

⑤取出程序降温盒，将细胞转移至液氮罐中。

【注意事项】

注意定期检查液氮罐内液氮量，及时添加。

⑥做好冻存登记，详细记录细胞置于液氮罐中细胞盒的具体位置。

（六）细胞计数

实验原理：当待测细胞悬液中细胞均匀分布时，通过测定一定体积悬液中的细胞数目，即可换算出每毫升细胞悬液中的细胞数目。

1. 实验前准备

将血球计数板，盖玻片清洗干净，室温晾干备用。

【注意事项】

血球计数板和盖玻片未晾干时不要用吸水纸擦拭，以免留下纸屑，影响计数。

2. 细胞悬液的制备

细胞用 PBS 洗涤，胰蛋白酶消化，终止消化及重悬均同细胞传代。

【注意事项】

要求细胞悬液中的细胞分散良好，尽量将细胞消化充分，否则计数不准确。

3. 细胞计数

1）将盖玻片盖在血球计数板上，并于显微镜下调整好视野。

2）用 1 ml 的移液器将细胞悬液混匀，用 20 μl 的移液器吸取细胞悬液（根据经验一般吸取 12 μl 刚好能充满血球计数板上下两室）。沿盖片边缘缓缓滴入，要保证盖片下充满悬液，注意盖片下不要有气泡，也不能让悬液流入旁边槽中。

【注意事项】

（1）由于细胞会发生沉降，将细胞混匀后应立即吸取细胞悬液，吸取时应将移液器头插入液面中间部位。

（2）向盖玻片与计数板间注入悬液前，应用吸水纸将移液器头外部的液体擦拭干净，以免外部液体冲入盖玻片与计数板间影响计数结果。

4. 将血球计数板置于显微镜的低倍镜下观察，并移动计数板，当看到显微镜中出现计数方格后，数出中间方格最密集区域的细胞数量。

【注意事项】

（1）细胞计数的原则是只数完整的细胞，若细胞聚集成团时，只按照一个细胞计算。如果细胞压在格线上时，则只计上线，不计下线，只计右线，不计左线。

（2）为保证计数准确，最好平行计数 3 次后取平均值。

5. 按照如下公式计算原细胞悬液的细胞数

（细胞悬液的细胞数）/（ml）＝中间大格子细胞数 $\times N \times 10^4$

其中，N 为稀释倍数；公式中乘以 10^4 是因为计数板中间一个大格的体积为：

1.0 mm（长）$\times$ 1.0 mm（宽）$\times$ 0.1 mm（高）＝ 0.1 mm^3，而 1 ml ＝ 1000 mm^3。

（七）常用细胞的培养

1. 原代人脐静脉内皮细胞（HUVEC）的培养

（1）细胞来源：美国 Sciencell 公司。

（2）培养条件：内皮细胞培养基（ECM）＋ 5% FBS ＋ 1% ECGS（内皮细胞生长因子添加剂）＋ 1% P/S（青霉素链霉素混合液）。

【注意事项】

ECM 为美国 Sciencell 公司原装培养基，其中的 FBS，ECGS，P/S 均为配套，无需单独购买。

（3）配制培养的体积（以 100 ml 为例）分别为：ECM 93 ml，ECGS 1 ml，青霉素、链霉素各 1 ml，FBS 5 ml。

（4）细胞复苏

与其他细胞不同的是，原代 HUVEC 细胞复苏前需要在细胞瓶中铺一层明胶，以增加细胞的贴壁性。

1）1% 明胶的配制：称取 1 g 明胶（Gelatin），加入 100 ml PBS，置于高压灭菌锅中 121 ℃，灭菌 20 min，置于超净台中室温保存。

【注意事项】

（1）明胶常温难溶且培养细胞用的明胶需要灭菌，因此将其置于灭菌锅中，使其溶解灭菌同步进行。

（2）明胶用量不大，应根据使用量酌情配制，以免造成浪费。

（3）每隔一段时间将明胶重新灭菌，再使用，以免染菌污染细胞（时间间隔大约为 2~3 周）。

2）铺明胶：向细胞瓶中加入适量明胶，以能完全覆盖细胞生长的一面为准（一般小瓶子 25 cm² 加 500~1000 μl，大瓶 35 cm² 加 1000~2000 μl）。将铺好明胶的瓶子水平放置在超净台中 1~2 h。

【注意事项】

明胶比较黏稠，加入细胞瓶后，在水平方向反复晃动瓶子，使明胶均匀分布于细胞瓶表面。

3）向细胞瓶中加入 PBS，并水平晃动，润洗，除去多余的明胶。再向培养瓶中加入 4 ml 配好的 ECM 培养基。

【注意事项】

如果实验室冻存的原代 HUVEC（第一代除外）密度较低，均需要用小的细胞培养瓶（底面积规格约为 5 cm×7.5 cm）复苏，以免细胞密度过低，造成生长不良。

4）从液氮罐中取出冻存管，于 37 ℃水中迅速融化，无需离心，直接将冻存细胞悬液逐滴加入细胞瓶中，轻轻水平晃动细胞瓶混匀细胞，于培养箱中培养。

【注意事项】

原代 HUVEC 容易受到离心等机械剪切力的影响，因此，复苏时不需要离心。此外，在后期的操作中也要尽量轻柔。

5）换液：待细胞在培养箱中培养 12~16 h 后，弃去旧培养液，加入新鲜的培养液继续培养。此细胞形态通常为椭圆形，长满后呈现长梭形。

【注意事项】

本次换液的目的是除去旧培养液中的 DMSO。如有漂浮的细胞，可先用 PBS 润洗一遍再加入新鲜培养液。

（5）细胞传代

传代步骤及方法均同前面介绍。需要注意胰蛋白酶的消化时间和操作要轻柔。原代 HUVEC 加入胰蛋白酶（1 ml）后，细胞会迅速变圆（时间约为 10~15 s），轻轻拍打细胞瓶，见有少部分细胞脱离细胞瓶时终止消化。

【注意事项】

由于铺了明胶，细胞贴壁较紧，不要在细胞刚变圆时就终止消化，以免吹打不下来，造成细胞损失或细胞受到的机械力过大。

(6) 细胞冻存

冻存液为 70% ECM + 20% FBS + 10% DMSO，冻存过程同前。

2. 传代人脐静脉内皮细胞（HUVEC）的培养

(1) 细胞来源：需原代或 2～3 代内细胞。

(2) 培养条件：DMEM 培养基 + 10% NBS。

【注意事项】

此类细胞用 NBS 比用 FBS 培养的效果好，因此尽量不要更改培养条件。

(3) 细胞复苏：过程同（二）细胞复苏过程。

(4) 细胞传代：细胞形态为椭圆形，长满后呈现整齐的多边形。此细胞加入胰蛋白酶后消化时间相对较长，约需要 3～4 min 细胞才会变圆。轻轻拍打瓶壁，待细胞开始大片脱落时，用 1 ml 移液器先将大片的细胞团轻轻吹散，再加入含血清培养基终止消化。离心等步骤同前。

【注意事项】

如先终止后吹打细胞团会造成细胞消化不充分，细胞分散度不好。

(5) 细胞冻存：冻存液为 70% DMEM 培养基 + 20% NBS + 10% DMSO，冻存步骤同前。

3. 人肝细胞（L-02）的培养

(1) 培养条件：DMEM 培养基 + 10% FBS（国产四季青或进口 GBICO）

(2) 细胞复苏：均同前。

(3) 细胞换液：每天换一次，每次用 PBS 润洗细胞瓶 2～3 次。

【注意事项】

此细胞培养时经常产生漂浮的细胞，因此要勤换细胞培养液。

(4) 细胞传代：此细胞形态为典型的多边形，状态好时细胞排列整齐。传代步骤同前。

(5) 细胞冻存：冻存液配方为 70% DMEM + 20% FBS + 10% DMSO，冻存步骤同前。

（杨永晶）

第二节　MTT 法检测细胞增殖实验

一、实验目的及原理

目的：利用 MTT 法检测药物对细胞增殖的活性。

原理：MTT 比色法，是一种检测细胞存活和生长的方法。MTT 为黄色化合物，是一种接受氢离子的染料，可作用于活细胞线粒体中的呼吸链，在琥珀酸脱氢酶和细胞色素 C 的作用下，外源性 MTT 还原为水不溶性的蓝紫色结晶甲瓒（Formazan）并沉积在细胞中，而死细胞无此功能。二甲基亚砜（DMSO）能溶解细胞中的甲瓒，用酶联免疫检测仪在 570 nm（参比波长630nm）波长处测定其光吸收值，可间接反映活细胞数量。在一定细胞数范围内，MTT 结晶形成的量与活细胞数成正比。

二、实验材料

1. 实验器材

CO_2 培养箱，倒置显微镜，超净工作台，酶标仪，96 孔细胞培养板，细胞培养瓶，超纯水制备仪，全自动高压蒸汽灭菌锅。

2. 实验试剂

噻唑蓝（MTT），二甲基亚砜（DMSO），DMEM 培养基，胰蛋白酶，胎牛血清，小牛血清，青霉素/链霉素混合物（P/S）。

3. 主要试剂的配置

（1）PBS：NaCl 8.0 g，KCl 0.2 g，$Na_2HPO_4 \cdot 12H_2O$ 2.9 g，KH_2PO_4 0.2 g，溶于 800 ml 超纯水中，调节 pH 至 7.4，定容量 1000ml，高压蒸汽灭菌。

（2）MTT 的配制：称取 MTT 0.5 g，溶于 100 ml 的磷酸缓冲液（PBS）中得到浓度为 5 mg/ml 的 MTT 溶液，用 0.22 μm 滤膜过滤以除去溶液里的细菌，4 ℃ 避光保存即可。

三、实验方法

（一）准备工作

1. 选择适当的细胞接种浓度

由于不同细胞贴壁后的面积差异很大，因此，在进行 MTT 试验前，要进行预实验检测其贴壁率、倍增时间以及接种不同细胞数目条件的下生长曲线，确定试验中每孔的接种细胞数和培养时间，以免培养终止时细胞过满。这样，才能保证 MTT 结晶形成量与细胞数目呈线性关系，否则细胞数太多则敏感性降低，太少则观察不到差异。

2. 药物浓度的设定

首先可参考相关文献，选择比较大的药物浓度范围进行初筛，根据初筛的结果缩小浓度和时间范围再细筛。

3. 培养时间

处于 $10^4 \sim 10^5$ 增殖期的细胞，200 µl 的培养液一般可以维持 48 h。

4. 实验时应设置调零孔、对照孔、加药孔

调零孔加培养基、MTT、二甲基亚砜。对照孔和加药孔都要加细胞、培养液、MTT、二甲基亚砜，不同的是对照孔加溶解药物的介质，而加药组加入不同浓度的药物。

（二）正式实验

（1）收集对数期细胞，根据不同细胞的生长速度确定每孔细胞数目，调整细胞悬液浓度，每孔加入 100 µl，边缘孔用无菌 PBS 填充。

（2）呈色：培养 24 ~ 48 h 后，每孔加 MTT 溶液（5 mg/ml 用 PBS 配）20 µl。继续孵育 4 h，终止培养，小心吸弃孔内培养上清液，对于悬浮细胞需要离心后再吸弃孔内上清液。每孔加 150 µl DMSO，振荡 10 min，使结晶物充分溶解。

（3）比色：选择 570 nm（参比 630 nm）波长，在酶联免疫监测仪上测定各孔紫外光吸收值，记录结果，以时间为横坐标，吸光值为纵坐标绘制细胞生长曲线。

根据吸光值计算平均值、SD 值，进行统计检验，根据显著性差异，各剂量的抑制率，计算 IC_{50}。

【本节注意事项】

（1）MTT 最好现用现配，过滤后—20 ℃ 避光长期保存，避免反复冻融，最好小剂量分装，用避光袋或是黑纸、锡箔纸包住避光以免分解。当 MTT 变为灰绿色时绝对不能再用。

（2）MTT 有致癌性，操作时最好戴手套、口罩等。

（3）避免血清干扰，一般选择无血清的培养液进行。呈色后，尽量吸净培养孔内残余培养液。

（4）铺板前调整好细胞密度，如果铺的太稀，细胞的杀伤不会很明显，太密时由于营养不足，细胞可能都会凋亡。细胞过密或者过少，会导致增殖过快或者过慢，其增殖率线性关系不佳。

（5）通常在前一天晚上 8 ~ 10 点铺板，然后第二天上午观察细胞是否贴壁，一旦贴壁即可加药。如果给药时间太晚，细胞已经大量生长，就难以发挥药效。

（6）96 孔板四周一圈的孔一般只做空白加水、PBS 或者培养液以防止蒸发。

（7）5% CO_2，37 ℃孵育约 12 h，待细胞贴壁后，加入浓度梯度的药物，每个剂量 5 个复孔，100 μl/孔。一般除去一个阴性对照和 1 ~ 2 个阳性对照，可以设 9 ~ 10 个药物剂量。

（8）铺完板细胞可能会聚集在底部，使细胞生长不均匀，所以要立刻拍打板的四边和四角，这样细胞沉降后，能均匀的分散在孔底，实现均匀生长。显微镜下观察细胞是否分散悬浮。

（9）固体药物通常用无血清培养基溶解成高浓度，如果不溶于培养基，则用水或 PBS 溶解成最大溶解度的浓度，保证稀释成给药浓度时对本底的影响最小。若药物不是无菌，必须先用 0.22 μm 的灭菌滤头过滤。阴性对照加无血清培养基，阳性对照和给药组用无血清培养基配制各个浓度的药物。

（10）以阴性孔细胞为准，如果长满就可以加 MTT。一般多数细胞培养时间为 48 h。

（11）移液器头或针头不要碰到板底，不能吸到底部细胞。

（12）最外圈 PBS 孔的 OD 值作为板底的 OD 值，阴性和给药孔测得的 OD 值都减去 PBS 孔的 OD 值，才是真实 OD 值。

（13）复孔的 OD 值一般差别应在 0.1 ~ 0.15 间，偏差太大的孔弃去。

（14）MTT 方法的吸光度在 0.2 ~ 0.8 之间误差较小。

（张　弛）

第三节 体外肿瘤转移模型

一、细胞侵袭实验

（一）实验目的及原理

目的：熟悉细胞体外侵袭实验的操作。

原理：Matrigel 是从小鼠 EHS 肉瘤中提取的基质成分，含有层黏蛋白（laminin，LN）、IV 型胶原、接触蛋白和肝素硫酸多糖，铺在无聚乙烯吡咯烷酮的聚碳酸酯滤膜上，能在 DMEM 培养基中重建形成膜结构，这种膜结构与天然基质膜结构极为相似。滤膜孔径一般为 8 μm，而且膜孔都被 Matrigel 覆盖，细胞不能自由穿过，必须分泌水解酶，并通过变形运动才能穿过这种铺有 Matrigel 的滤膜，这与体内情况较为相似。

铺有 Matrigel 的滤膜放在以 Blind Well 腔或 MICS 腔上下室之间，铺有 Matrigel 面朝向上室，在下室中加有趋化剂，如一定浓度的 LN、纤维连接蛋白（Fibronectin，FN）或小鼠 3T3 条件培养液或人睾丸上皮成纤维细胞培养液，上室加入重悬的肿瘤细胞，具有侵袭能力的细胞在趋化剂诱导下开始穿膜运动。细胞穿膜所用的时间与 Matrigel 的用量有关，选择 25 μl Matrigel 铺膜，16 h 后观察结果较为合适。穿过滤膜的细胞多数粘附在滤膜下表面，可用棉签将上表面未穿过滤膜的细胞拭去，然后用乙醇固定滤膜，结晶紫染色，在光镜下观察统计穿过 Matrigel 的细胞数。另外用 Transwell 小室也可进行重建基质膜侵袭分析，这一方法是在 Transwell 小室吊篮式上腔的滤膜上铺上 30 μl Matrigel，加入细胞 72 h 后观察结果。值得注意的是，细胞在 Transwell 腔中培养 72 h 后，有相当数量穿过滤膜的细胞不再粘附在滤膜下表面，而是脱落进入下腔溶液中。因此统计穿过基质膜的细胞数目时应把这部分细胞考虑在内。肿瘤细胞穿过重建基质膜的能力与它的体内侵袭转移能力表现出较好的相关性，可以用重建基质膜模型初筛抗肿瘤侵袭药物。

在上述分析中，如果不在膜上铺 Matrigel 而直接将 8 μm 孔径滤膜安放在侵袭腔室上下腔室之间，细胞通过变形运动穿过滤膜，用这种模型分析细胞运动能力和药物对细胞运动能力的影响。另外，在下室中加有 LN 或 FN 或在滤膜下表面铺上 LN 或 FN，可分析药物对肿瘤细胞的趋化性或趋固性的影响。

（二）实验材料

1. 实验器材

CO_2细胞培养箱，倒置显微镜，超净台，全自动高压蒸汽灭菌锅，电子天平（$d = 0.01$ mg），电子天平（$d = 0.0001$ mg），液氮罐，小型离心机，pH计，数显恒温水浴锅，超纯水制造仪，磁力加热搅拌器，Transwell迁移小室（8 μm），24孔细胞培养板，细胞培养瓶。

2. 实验试剂

Matrigel基质胶，内皮细胞培养液（ECM），胎牛血清（FBS），内皮细胞生长因子添加剂（100×ECGS），青霉素/链霉素混合物（P/S），$Na_2HPO_4 \cdot 12H_2O$，KH_2PO_4，NaCl，KCl，胰蛋白酶。

3. 主要试剂的配置

（1）PBS：137 mmol/L NaCl，2.7 mmol/L KCl，10 mmol/L Na_2HPO_4，2 mmol/L KH_2PO_4，以HCl或NaOH调pH至7.4，高压灭菌。

（2）胰酶消化液：0.25 g胰蛋白酶，100 ml PBS，0.22 μm过滤除菌。

（3）ECM培养基：ECM基础培养基93 ml，内皮细胞生长因子（ECGS）1 ml，胎牛血清（FBS）5 ml，青霉素，链霉素各1 ml。

（三）实验方法

1. 实验前准备

（1）tranwell小室

1）规格：本实验常用的Tranwell小室孔径为8 μm，PET膜，品牌为Millipore。

2）tranwell小室的处理：如小室为新买的，无需处理可直接使用；如果为用过的，处理步骤如下：①用33%乙酸溶液浸泡被结晶紫染色的小室，共浸泡两次，每次15 min；②用流动的自来水冲洗小室15 min，除去乙酸；③将小室置于盛有蒸馏水的小烧杯中，超声处理3次，每次10 min；④将小室置于盛有双蒸水的小烧杯中，超声处理3次，每次10 min；⑤将超声过的小室倒扣在吸水纸上晾干备用；⑥实验前一天将小室置于24孔板上，于超净台中紫外照射过夜。

（2）Matrigel

Matrigel胶在—20 ℃是固体，4 ℃是液体，到37 ℃又凝为胶状物。BD Matrigel基底膜基质，其主要成分为层粘连蛋白、Ⅳ型胶原、巢蛋白、硫酸肝素糖蛋白等，还包含生长因子和基质金属蛋白酶等。BD Matrigel基底膜基质在室温条件下，聚合形成具有生物学活性的三维基质，模拟体内细胞基底膜的结构、组成、物理特性和功能，有利于体外细胞的培养和分化，以及对细胞形态、生化功能、迁移、侵染和基因表达的研究。

1）Matrigel 的分装：将买来的 Matrigel 放在冰袋上，置于 4 ℃冰箱中融化过夜，按 100 μl/管分装后于—20 ℃保存。实验前取出适量的 matrigel 放在冰袋上，置于 4 ℃冰箱中融化过夜备用。

2）移液器盒的准备：将灭过菌的黄色移液器盒于—20 ℃冷冻备用。

3）24 孔板的处理：将 24 孔板清洗、泡酸、烘干。实验前一天于超净台中照射紫外过夜。

2. 实验具体步骤

（1）将—20 ℃预冷的移液器盒取出，在超净台中去掉报纸。将 10 mg/ml Matrigel 在超净台内用无血清的 ECM 按 1:3 稀释，并迅速混匀，置于冰袋上备用。

（2）吸取 20 μl 稀释后的 Matrigel，均匀涂布于 Transwell 小室膜上。

（3）将铺好 matrigel 的小室置于超净台中室温小风风干 1 h，此时可以配制药液（药液均用无血清 ECM 配制，采用倍比稀释法，每个剂量一般设置两个小室）。药液配好后于 4 ℃暂存。空白对照组为无血清 ECM。

（4）将小室置于 24 孔板内，于超净台中照射紫外 1 h。

（5）将小室倒扣于 24 孔盖子上，于超净台中照射紫外 1 h。

（6）将培养到对数生长期的细胞用胰蛋白酶消化并收集。用无血清 ECM（不含 FBS 和 ECGS）重悬。显微镜下计数，将细胞浓度调整到 1×10^5 个/ml。细胞消化，计数注意事项均同前。

（7）将细胞接种到 Transwell 小室中，每孔 100 μl，并且将各组试验用液加入小室中，每孔 100 μl。

（8）向 24 孔板中加入 0.6 ml 完全培养基刺激细胞侵袭。

（9）将 24 孔板于 5% CO_2、37 ℃培养箱中孵育 12 h。

（10）弃去 Transwell 小室和 24 孔板中的培养液，将 Transwell 小室用 PBS 润洗一遍。润洗完毕后用移液器轻轻吸去小室中的 PBS，并将小室转移至另一备用 24 孔板中准备下一步实验。

（11）向 24 孔板中加入 600 μl 无水乙醇，将小室外侧膜轻轻浸于乙醇中，固定侵袭的细胞，常温固定 30 min。

（12）将小室按顺序倒扣在 24 孔板盖子上晾干，在小室的外侧膜上滴加结晶紫染色液，（结晶紫的量能完全覆盖小室外侧膜即可），常温染色 10 min。

（13）将小室外侧膜在清水中漂洗，用棉签轻轻擦掉小室膜上层未侵袭细胞。

（14）将小室倒扣在 24 孔板盖子上晾干。

（15）250 倍镜下，每个小室选择 4 个视野拍照。

（16）采用 pototshop 软件计算紫色的侵袭细胞。

（17）按照公式计算侵袭抑制率（Invision inhibition rate，IIR）：

$$IIR（\%）=1-\frac{N_{test}}{N_{control}}\times100\%$$

其中 N_{test} 为测试组细胞侵袭数，$N_{control}$ 为空白对照组细胞侵袭数。

【本节注意事项】

（1）超声小室时，小室必须全部浸入液体中，不能漂浮在表面。

（2）分装 Matrigel 用的移液器头需提前一天于—20 ℃冷冻备用（由于 matrigel 在常温下极易凝固变稠，因此操作尽量维持低温）。

（3）移液器盒放置在离酒精灯稍远的位置，以免温度迅速升高。

（4）稀释 Matrigel 所用的无血清培养基无需提前在超净台中照射紫外，使用时直接从 4℃取出后用乙醇擦拭表面，以保证其低温。

（5）涂布 Matrigel 时一定要避免产生气泡。如有气泡产生，可用最小的移液器头插入气泡中将气泡中的空气吸出。

（6）涂布 Matrigel 时，用移液器头蘸着胶液轻轻左右拖动，保证小室底部每个地方都能被胶液覆盖。

（7）动作尽量轻柔，以免力度过大戳破小室。

（8）接种细胞时细胞悬液要边混合边加入，以保证孔与孔之间细胞密度的均一性。

（9）加入培养液后将小室轻轻提起，排除小室与下层培养液之间的气泡，以免气泡影响侵袭效果。

（10）润洗时可用 20 ml 注射器吸取 PBS，先加入 24 孔板中，将小室逐一轻轻移至 24 孔板内，润洗小室外侧膜。

（11）向小室中逐滴加入 PBS，润洗小室内侧膜。

（12）移动小室时要做好标记，以免小室顺序错乱。

（13）有些小室由于润洗过程中造成 Matrigel 被部分洗掉，固定时会稍有渗漏，随时观察并将渗漏小室中的乙醇及时吸掉，以免内侧膜上的细胞也被固定而影响实验结果。

（14）若小室未风干直接染色会造成染色效果不佳，严重影响实验结果。在小室的外侧膜上滴加结晶紫染液。结晶紫的量能完全覆盖小室外侧膜即可，常温染色 10 min。

（15）棉签擦拭小室内侧膜时动作要轻，以免弄破小室。

（16）拍照时按一定模式固定选取 10 个视野拍摄，不可随意选取。

（17）拍照时要将显微镜焦距调整好，以能看清楚紫色侵袭的细胞为准。

（18）紫色的细胞即为侵袭的细胞。计算侵袭细胞时所有照片的必须是同一个人采用同一标准，以保证结果的可靠性。

（杨永晶）

二、细胞黏附实验

（一）实验目的及原理

目的：了解细胞黏附的基本原理，学习细胞黏附实验的操作方法。

原理：细胞黏附实验即检测细胞与药物之间的黏附情况，一般用来检测某些因素对细胞黏附能力的影响或寻找药物的作用靶点。（本实验说明以确定多肽 AP 25 所作用的整合素亚基为例）

（二）实验材料

1. 实验器材

CO_2 细胞培养箱，倒置显微镜，超净台，酶标仪，小型离心机，电子天平（$d = 0.0001$ mg），电子天平（$d = 0.01$ mg），数显恒温水浴锅。

2. 实验试剂

内皮细胞培养液，胎牛血清，青霉素/链霉素混合物（P/S），牛血清白蛋白（BSA），4% 多聚甲醛（PFA），内皮细胞生长因子添加剂（$100 \times$ ECGS），Integrin αv 抗体，Integrin $\beta 3$ 抗体，Integrin $\alpha 5$ 抗体，Integrin $\beta 1$ 抗体。

3. 主要试剂的配置

（1）PBS：137 mmol/L NaCl，2.7 mmol/L KCl，10 mmol/L Na_2HPO_4，2 mmol/L KH_2PO_4，以 HCl 或 NaOH 调 pH 至 7.4，高压灭菌。

（2）0.25% 胰酶消化液：0.25 g 胰蛋白酶，100 ml PBS 缓冲液，0.22 μm 过滤除菌。

（3）ECM 培养基（100 ml 体积）：ECM 培养基 93 ml，内皮细胞生长因子（ECGS）1 ml，胎牛血清（FBS）5 ml，青霉素、链霉素各 1 ml。

（4）1% BSA：1 g BSA 溶于 100 ml PBS。

（5）甲醇-乙酸-考马斯亮蓝染色液：30% 甲醇（15 ml），10% 乙酸（5 ml），0.2% 考马斯亮蓝（0.1 g），蒸馏水 30 ml。

（6）洗脱液：30% 甲醇（15 ml），10% 乙酸（5 ml），蒸馏水 30 ml。

（7）1% SDS：称取 0.25 g SDS 溶于 25 ml 蒸馏水中。

（三）实验方法

AP 25 是本实验室自主研发的由 25 个氨基酸组成的一种具有整合素、高亲和性的抗肿瘤多肽，其作用草巴点为整合素 $2V\beta_3$ 和 $25\beta_1$。前期研究发现 AP 25 能够明显抑制新生血管生成和显著的抗肿瘤活性，其分子量为 2524.89。

1. 实验前准备

（1）96 孔板的处理：清洗、泡酸、烘干。

（2）铺 96 孔板：将一定浓度的药物铺在 96 孔板中。以本实验的多肽 AP 25 为例，将 AP 25 用 PBS 配制成 150 $\mu g/ml$ 的工作液，铺入 96 孔板中，每孔 100 μl，于 4 ℃放置 18 h。

2. 实验具体步骤

（1）弃去 96 孔板中的药液，加入 1% BSA 于 22 ℃水浴中封闭约 6 h。

（2）HUVEC 细胞需要先用无血清无 ECGS 的 ECM 饥饿 4 h。此步可与 BSA 封闭同时进行。

（3）用胰蛋白酶消化收集事先血清饥饿的 HUVEC，用无血清 ECM 重悬细胞，显微镜下计数，并将细胞浓度调整为 5×10^5 个/ml。注意事项均同前。

（4）每组设定 5 个复孔，将每组所需的细胞悬液分别装入不同 EP 管中，并做好标记。

（5）向各个 EP 管中分别加入整合素 αv、β3、α5 和 β1 抗体，于 4 ℃孵育 2 h。空白对照组为不含抗体的无血清 ECM 培养基。

（6）弃去 96 孔板中的 BSA，将用不同抗体孵育过的细胞铺入包被过 AP 25 的 96 孔板中，每孔 100 μl，于 37 ℃粘附 90 min。

（7）用移液器逐个吸出孔内液体。

（8）向 96 孔板中加入 PBS，洗去未粘附的细胞。

（9）轻轻吸去 PBS，接着沿孔壁缓缓加入甲醇-乙酸-考马斯亮蓝染色液将粘附的细胞于室温固定并染色 60 min。

（10）用甲醇-乙酸脱色液润洗 96 孔板，除去考马斯亮蓝背景。

（11）用 PBS 再次润洗。

（12）将孔中残留的液体吸净，向孔中加入 1% SDS，每孔 100～150 μl，轻轻振动 96 孔板，使考马斯亮蓝完全溶解，并于 620 nm 处测量吸光值。

【本节注意事项】

（1）由于黏附实验时间较短，因此不需要无菌操作。

（2）药物的分子量对于黏附实验影响很大，分子量较大疏水氨基酸含量较多的药物更容易贴于 96 孔板的板底。而分子量较小疏水氨基酸含量较少的药物不易贴于 96 孔板的板底，在后续操作中较易脱落，不适合做黏附实验。

（3）弃去药液时可直接将 96 孔板倒扣于吸水纸上，并轻轻拍打。BSA 封闭时一定要用保鲜膜将 96 孔板包好，避免孔中进水，影响封闭效果。

（4）分装细胞悬液时要边混合边分装，以保证每组的细胞密度平行。

（5）所加入的抗体浓度需要通过前期试验进行摸索后确定，原则是抗体必须过量。进行抗体孵育时需要每隔一段时间将 EP 管上下颠倒混匀，保证细胞能与抗体充分接触。如有条件，也可将 EP 管直接置于旋转混合仪上，并将旋转混合仪置于 4 ℃进行混合。

（6）由于之前的操作均不是在无菌条件下进行，BSA 封闭不能将 96 孔板放入细胞培养箱中，以免污染细胞。

（7）移液器头不能碰到 96 孔板孔底，动作要轻缓，以免将已黏附上的细胞吸下来。

（8）加入 PBS 要缓慢沿着孔壁加入，以免冲下已经黏附上的细胞。

（9）由于 SDS 极易产生气泡，因此加入时不要吹打，以免气泡影响实验结果。

（杨永晶）

三、细胞骨架检测实验

（一）实验目的及原理

目的：掌握细胞骨架的检测方法。

原理：细胞骨架是指细胞质中纵横交错的纤维网络结构，按组成成分和形态结构的不同可分为微管、微丝和中间纤维。它们对细胞形态的维持、细胞的生长、运动、分裂、分化和物质运输等起重要作用。

鬼笔环肽（Phalloidin）是一种从有毒菌 *Amanita phalloides* 中所提取出来的真菌毒素。它能与细胞中的 actin 亚单位 1:1 结合，并且这种特异性结合只限于多聚体）纤维形 F-actin，而不针对单体-球形 G-actin，因此可专一性反应 actin 的聚合状态。荧光标记的鬼笔环肽对 F-actin 的检测限可达到纳克水平，为 F-actin 的定位和定量提供了非常方便的标记方法。

（二）实验材料

1. 实验器材

激光共聚焦荧光显微镜，6 孔细胞培养板，细胞培养皿，细胞培养瓶，CO_2 细胞培养箱，超净台，倒置显微镜，全自动高压蒸汽灭菌锅，电子天平（d = 0.01 mg），电子天平（d = 0.0001 mg），小型离心机。

2. 实验试剂

明胶，磷酸盐缓冲液（PBS），胰蛋白酶，胎牛血清（FBS），内皮细胞生长因子（ECGS），青霉素/链霉素混合物（P/S），ECM 培养基，多聚甲醛（PFA），牛血清白蛋白（BSA），FITC 标记的鬼笔环肽，BSA，内皮细胞生长因子添加剂（100×ECGS）。

3. 主要试剂的配制

（1）PBS：137 mmol/L NaCl，2.7 mmol/L KCl，10 mmol/L Na_2HPO_4，2 mmol/L KH_2PO_4，以 HCl 或 NaOH 调 pH 至 7.4，高压灭菌。

（2）0.25% 胰酶消化液：0.25 g 胰蛋白酶，100 ml PBS，0.22 μm 过滤除菌。

（3）ECM 培养基（100 ml）：ECM 培养基 93 ml，内皮细胞生长因子（ECGS）1 ml，胎牛血清（FBS）5 ml，青霉素、链霉素各 1 ml。

（4）1% 明胶：1 g 明胶溶于 100 ml PBS。

（5）5% BSA：5 g BSA 溶于 100 ml PBS。

（6）4% 的多聚甲醛（PFA）：4 g BSA 溶于 100 ml PBS。

（三）实验方法

1. 实验前准备

激光共聚焦细胞培养皿的处理及保存：新的激光共聚焦细胞培养皿可直接使用，无需处理。旧的激光共聚焦细胞培养皿处理过程如下：

（1）向激光共聚焦细胞培养皿中加入适量胰蛋白酶，以能覆盖培养皿底部为准。胰蛋白酶于室温或 37 ℃作用 30 min。

（2）弃去胰蛋白酶后，将培养皿置于盛有蒸馏水的烧杯中，超声处理 3 次，每次 15 min。

（3）将培养皿完全浸没于盛有 75% 乙醇的烧杯中，用保鲜膜将烧杯口封好，于室温保存备用。

（4）实验前一天，将处理好的培养皿置于经紫外照射灭菌的 6 孔板孔内，于超净台中紫外照射过夜备用。

2. 实验具体步骤

（1）向培养皿中铺入 1 ml 1% 明胶，于超净台中室温放置 1 h。

（2）用 PBS 润洗一遍。

（3）用胰蛋白酶消化并收集 HUVEC，用含 5% FBS，1% ECGS 和 1% P/S 的 ECM 重悬细胞后铺入培养皿中，要求细胞密度较低。将培养皿置于细胞培养箱中培养。

（4）密切观察细胞状态，当细胞进入对数生长期、状态较好、密度合适时方可进行试验。

（5）将细胞用无血清 ECM 孵育 8～12 h。

（6）将药物用无血清 ECM 稀释至预定浓度。空白对照组为不含药物的无血清 ECM。

（7）弃去各个培养皿中的无血清 ECM，将配好的药液加入培养皿中，每个培养皿中加 2 ml，于室温孵育细胞 1 h。

（8）弃去各个培养皿中的药物，用 PBS 润洗 2～3 遍。

（9）弃去 PBS，向培养皿中加入 4% 的多聚甲醛（PFA），每个培养皿中 1～2 ml，水平置于 4 ℃固定细胞 10 min。

（10）弃去 PFA，用 PBS 润洗一遍，并用移液器将残留液体吸净，向培养皿中加入 5% BSA，室温封闭 30 min。

（11）弃去 BSA，用 PBS 润洗细胞，于避光条件下加入 25 μg/ml FITC 标记的鬼笔环肽 100 μl，于室温放置 1 h。

（12）用 PBS 洗去未结合的鬼笔环肽，用移液器吸净残留液体，用锡箔纸包好培养皿，于激光共聚焦荧光显微镜下选择合适的视野拍照。

【本节注意事项】

（1）培养皿下部的中间部分为检测时的观察区，此部分不能用酒精棉球或吸水纸擦拭或手指触碰，以免产生印记或划痕，影响检测。

（2）铺入细胞后，水平方向轻轻晃动培养皿，保证细胞分散均匀。合适的细胞密度及良好的分散度对于细胞骨架的检测至关重要，细胞过密或分散度不好均会给观察造成不便。

（3）细胞呈现单个生长，或极小面积的聚集状态均为理想的检测密度。

（4）润洗细胞时要将 PBS 沿皿壁缓慢加入，以免对细胞造成冲击。

（5）加入 FITC 标记的鬼笔环肽时需用锡箔纸将培养皿包好，水平放置。

由于 100 μl 体积微小，液体只能集中在中间部分，此步必须避免晃动培养皿，以免 FITC 标记的鬼笔环肽流动到培养皿边缘，造成孵育不充分。

（6）拍照时要选择有代表性的视野，先拍一小片细胞的整体形态，再聚焦单个细胞上进行拍摄。当对单个细胞进行拍摄时，极易发生荧光猝灭，因此看准细胞后，调焦及拍摄速度都要快。拍摄时要记录标注拍摄比例。

（杨永晶）

四、明胶酶谱法检测基质金属蛋白酶（MMPs）活性

（一）实验目的及原理

目的：掌握明胶酶谱实验的操作步骤，了解利用明胶酶谱法检测 MMPs 活性的基本原理，学习抗肿瘤转移药物的作用机制。

原理：细胞外基质（ECM）是细胞生存的重要内环境，不仅含有胶原、糖蛋白、蛋白多糖等成分，而且含有大量的蛋白酶、细胞因子、黏附分子。ECM，尤其是其中的基底膜，是肿瘤转移过程中必须克服的生理屏障。基质金属蛋白酶家族（MMPs）可以降解细胞外基质，帮助肿瘤细胞克服这一屏障并为细胞增殖提供空间。MMP 2、MMP 9 是主要降解基底膜上 IV 型胶原和明胶的基质金属蛋白酶类，与恶性肿瘤浸润转移的关系尤为密切，通过蛋白电泳即可检测 MMP 2，MMP 9 的活性。

（二）实验材料

1. 实验器材

pH 计，凝胶成像仪，小型离心机，电泳仪，VE-180 微型垂直电泳槽，细胞培养瓶，倒置显微镜，超净台，全自动高压蒸汽灭菌锅，电子天平，液氮罐，超纯水制造仪，微型旋转柱，旋转混合仪。

2. 实验试剂

磷酸缓冲液（PBS），胎牛血清（FBS），ECM 培养基，内皮细胞生长因子添加剂（100×ECGS），青霉素/链霉素混合物（P/S），胰蛋白酶，草酸铵，乙醇，Tween 20，TritonX-100，邻二氮菲，甘油，溴酚蓝，考马斯亮蓝 R-250，甲醇，乙酸，乙醇，明胶-琼脂糖颗粒。

3. 主要试剂的配置

（1）平衡缓冲液：50 mmol/L Tris（pH7.5），0.5 mol/L NaCl，10 mmol/L CaCl$_2$，0.01% Tween 20，5 mmol/L 邻二氮菲。

（2）洗涤缓冲液 1：50 mol/L Tris（pH7.5），0.5 mmol/L NaCl，10

mmol/L CaCl$_2$, 0.05% Tween 20, 5 mmol/L 邻二氮菲。

（3）洗涤缓冲液 2：50 mmol/L Tris（pH7.5），10 mmol/L CaCl$_2$，0.01% Tween 20，5 mmol/L 邻二氮菲。

（4）8% 分离胶（含 0.1% 明胶）：30% 丙烯酰胺 2.7 ml，ddH$_2$O 4.5 ml，1.5 mol/L Tris（pH 8.8）2.5 ml，10% SDS 100 μl，10% 过硫酸铵（APS）100 μl，TEMED 6 μl。

（5）浓缩胶：ddH$_2$O 2.1 ml，30% 丙烯酰胺 0.5 ml，1 mol/L Tris – HCl（pH6.8）0.38 ml，10% SDS 30 μl，10% 过硫酸铵 30 μl，TEMED 3 μl。

（6）5 × Tris-甘氨酸电泳缓冲液（pH8.3）：0.125 mol/L Tris-HCl，1.25 mol/L 甘氨酸，0.5% SDS。

（7）5 × 上样缓冲液：30% 1 mol/L Tris-HCl（pH6.8），25% 甘油，0.05% 溴酚蓝。

（8）洗脱液：2.5% TritonX – 100（去离子水定容）。

（9）孵育液：50 mmol/L Tris-HCl，10 mmol/L CaCl$_2$，1% TritonX-100，pH7.5，去离子水定容。

（10）染色液：0.25% 考马斯亮蓝 R-250，45% 甲醇，10% 乙酸。

（11）脱色液：30% 甲醇，10% 乙酸。

（三）实验方法

（1）收集生长对数期的癌细胞培养液。

（2）将 500 μl 培养液，45 μl 明胶琼脂糖颗粒（使用前混匀）和 45 μl 平衡缓冲液混合均匀后加入微型旋转柱中，于旋转混合仪上平衡 30 min。

（3）用洗涤缓冲液 1 洗涤明胶琼脂糖颗粒，每次 100 μl 洗涤 3 次，7000 r/min 离心，除去洗涤液 1。

（4）用 100 μl 洗涤缓冲液 2 洗涤琼脂糖颗粒 1 次，7000 r/min 离心除去洗涤缓冲液 2。

（5）向微型旋转柱中加入 40 μl 的 2 × 上样缓冲液，7000 r/min 离心。将离心后的上样缓冲液重新加入微型旋转柱中，于 12000 r/min 离心 10 s。

（6）采用 8% 分离胶在 130 V 恒压下电泳 2.5 h。

（7）用洗脱液在摇床上洗涤蛋白胶 2 次，各 30 min，除去胶中的 SDS。

（8）37 ℃ 孵育蛋白胶 24 h，使 MMP 分解明胶。

（9）摇床上染色 1 h 及脱色至条带清晰。

（10）蛋白成像：用 Bio – Rad 凝胶成像仪进行拍照，打开 Image Lab 4.0，选择蛋白质凝胶→Coomossie Blue→自动曝光→filter 1→成像。

【本节注意事项】

（1）制备聚丙烯酰胺时应注意排除气泡。

（2）明胶酶谱的活性受钙离子，锌离子，和 pH 值等因素的影响，因此缓冲液配制应严格准确，尽量用超纯水，孵育温度要控制好。

（3）为防止样品中的酶变性失活，禁忌煮沸蛋白样品，且上样缓冲液中不能含 β–巯基乙醇或 DTT。

（4）孵育液的 pH 最好在 7.5 ~ 7.6，复性的 Triton 放置时间过长会有絮状物，所以实验时尽量使用新鲜配置的溶液。

（5）孵育的 37 ℃不要在 CO_2 培养箱中，因为会改变孵育液的 pH 值，在普通孵箱即可。

（6）明胶要 4 ℃保存，配好后 1 周内使用。

（聂彩辉）

第四节　血管生成模型

一、HUVEC 细胞迁移实验

（一）实验目的及原理

目的：了解人脐静脉内皮细胞（HUVEC）迁移的基本原理，学习利用 tranwell 小室法测定细胞迁移的情况。

原理：肿瘤生长和转移均依赖于肿瘤的血管生成，而血管内皮细胞迁移是肿瘤血管生成过程的一个重要环节，也是恶性肿瘤最基本的生物学特征。一般情况下，肿瘤细胞在体内或体外的迁移能力与其转移潜能呈正相关性，在进行体外血管内皮细胞实验时，通常选用的模型为脐静脉内皮细胞（HUVEC）。

（二）实验材料

1. 实验器材

Transwell 迁移小室（8 μm），24 孔细胞培养板，96 孔细胞培养板，细胞培养瓶，CO_2 细胞培养箱，倒置显微镜，超净台，酶标仪，全自动高压蒸汽灭菌锅，电子天平（$d = 0.01$ mg），电子天平（$d = 0.0001$ mg），液氮罐，小型离心机。

2. 实验试剂

Matrigel 基质胶，内皮细胞培养液（ECM），胎牛血清（FBS），内皮细胞生长因子添加剂（100×ECGS），青霉素/链霉素混合物（P/S）。

3. 受试细胞

人脐静脉内皮细胞（HUVEC）（代数为原代）。

4. 主要试剂的配置

（1）PBS：137 mmol/L NaCl，2.7 mmol/L KCl，10 mmol/L Na_2HPO_4，2 mmol/L KH_2PO_4，以 HCl 或 NaOH 调 pH 至 7.4，高压灭菌。

（2）胰酶消化液：0.25 g 胰蛋白酶，100 ml PBS，0.22 μm 滤膜过滤除菌。

（3）ECM 培养基：ECM 培养基 93 ml，内皮细胞生长因子（ECGS）1 ml，胎牛血清（FBS）5 ml，青霉素、链霉素各 1 ml。

（4）结晶紫染液：2 g 结晶紫，20 ml 95% 乙醇，0.8 g 草酸铵，80 ml 蒸馏水，过滤。

（5）MTT：用 PBS 配制 5 mg/ml 的 MTT 粉末，0.22 μm 滤膜过滤除菌。

（6）DMEM 培养基：DMEM 培养基，50 mg 青霉素，100 mg 链霉素，2 g 碳酸氢钠，0.22 μm 滤膜过滤除菌。

（7）待测药液：将待测药品用空白 HUVECs 专用培养基配置到所设置的浓度。

（三）实验方法

1. 实验前准备

（1）Tranwell 小室

1）规格：本实验常用的 Tranwell 小室孔径为 8 μm，PET 膜，品牌为 Millipore。

2）Transwell 小室的处理：如新买的小室，无需处理可直接使用。如果为用过的，处理步骤如下：①用 33% 乙酸溶液浸泡被结晶紫染过色的小室，共浸泡两次，每次 15 min；②用流动的自来水冲洗小室 15 min，除去乙酸；③将小室置于盛有蒸馏水的小烧杯中，超声处理 3 次，每次 10 min；④将小室置于盛有双蒸水的小烧杯中，超声处理 3 次，每次 10 min；⑤将超声过的小室倒扣在吸水纸上晾干备用；⑥实验前一天将小室置于 24 孔板上，于超净台中紫外照射过夜。

（2）Matrigel

1）Matrigel 的分装：将买来的 Matrigel 放在冰袋上，置于 4 ℃ 冰箱中融化过夜，按 100 μl/管分装后于 —20 ℃ 保存。实验前取出适量的 Matrigel 放在冰

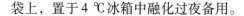

袋上，置于 4 ℃冰箱中融化过夜备用。

2）移液器盒的准备：将灭过菌的黄色移液器盒于—20 ℃冷冻备用。

3）24 孔板的处理：将 24 孔板清洗、泡酸、烘干。实验前一天于超净台中紫外照射过夜。

2. 实验具体操作

（1）将—20 ℃预冷的移液器盒取出，在超净台中去掉报纸。将 10 mg/ml Matrigel 在超净台内用无血清的 ECM 按 1∶2 稀释，并迅速混匀，置于冰袋上备用。

（2）吸取 12 μl 稀释后的 Matrigel，均匀涂布于 Transwell 小室膜上。

（3）将铺好 Matrigel 的小室置于超净台中室温小风风干 1 h，此时可以配制药液（药液均用无血清 ECM 配制，采用倍比稀释法，每个剂量一般设置两个小室）。药液配好后于 4 ℃暂存。空白对照组为无血清 ECM。

（4）将小室置于 24 孔板内，于超净台中紫外照射 1 h。

（5）将小室倒扣于 24 孔盖子上，于超净台中紫外照射 1 h。

（6）将培养至对数生长期的 HUVEC 用胰蛋白酶消化并收集。用无血清 ECM（不含 FBS 和 ECGS）重悬。显微镜下计数，将细胞浓度调整到 1×10^5 个/ ml。细胞消化，计数注意事项均同前。

（7）将细胞接种到 Transwell 小室中，每孔 100 μl，并且将各组试验用液加入小室中，每孔 100 μl。

（8）向 24 孔板中加入 0.6 ml 含 5% FBS 和 1% ECGS 的 ECM，刺激 HUVEC 迁移。

（9）将 24 孔板于 5% CO_2、37 ℃培养箱中孵育 24 h。

（10）弃去 Transwell 小室和 24 孔板中的培养液，将 Transwell 小室用 PBS 润洗一遍。用移液移液器轻轻吸去小室中的 PBS，并将小室转移至另一备用 24 孔板中准备下一步实验。

（11）向 24 孔板中加入 600 μl 无水乙醇，将小室外侧膜轻轻浸于乙醇中，固定迁移的细胞，常温固定 30 min。

（12）将小室按顺序倒扣在 24 孔板盖子上晾干。

（13）在小室的外侧膜上滴加结晶紫染液。结晶紫的量能完全覆盖小室外侧膜即可，常温染色 10 min。

（14）将小室外侧膜在清水中漂洗，用棉签轻轻擦掉小室膜上层未迁移细胞。

（15）将小室倒扣在 24 孔板盖子上晾干。

（16）每个小室选择 4 个视野拍照。

（17）采用 phototshop 软件计算紫色的迁移细胞。

（18）按照公式计算迁移抑制率（Migration inhibition rate，MI）：

$$\text{MI}（\%）=1-\frac{N_{\text{test}}}{N_{\text{controi}}}\times100\%$$

其中 N_{test} 为测试组细胞迁移数，N_{control} 为空白对照组细胞迁移数。

（19）数据的优化：按照每个剂量 3 个小室，最后每个剂量有 12 张照片，计算 12 个数字平均值（mean）和 SD 值，去掉超出 mean ± SD 范围的数据。

【本节注意事项】

（1）超声小室时，小室必须全部浸入液体中，不能漂浮在表面。

（2）分装 Matrigel 用的移液器头需提前一天于—20 ℃冷冻备用（由于 Matrigel 在常温下极易凝固变稠，因此操作尽量维持低温）。

（3）移液器盒放置在离酒精灯稍远的位置，以免温度迅速升高。稀释 Matrigel 所用的无血清培养基无需提前在超净台中紫外照射，使用时直接从 4 ℃取出后用 75％乙醇擦拭表面，以保证其低温。

（4）涂布 Matrigel 时一定要避免产生气泡。如有气泡产生，可用最小的移液器头将气泡中的空气吸出。涂布 Matrigel 时，用移液器头蘸着胶液轻轻左右拖动，保证小室底部都能被胶液覆盖。动作尽量轻柔，以免力度过大戳破小室。

（5）接种细胞时细胞悬液要边混合边加入，以保证孔与孔之间细胞密度的均一性。

（6）加入培养液后将小室轻轻提起，排除小室与下层培养液之间的气泡，以免气泡影响迁移效果。

（7）润洗小室时可用 20 ml 注射器吸取 PBS，先加入 24 孔板中，将小室逐一轻轻移至 24 孔板内，润洗小室外侧膜。再向小室中逐滴加入 PBS，润洗小室内侧膜。移动小室时要做好标记，以免小室顺序错乱。

（8）拍照时所选视野要有特征性，能代表这个小室细胞迁移的整体情况，不能完全随机选取。拍照时要将显微镜焦距调整好，以能看清楚紫色迁移的细胞为准。

（9）紫色的细胞即为迁移的细胞。计算迁移细胞时所有照片必须是同一个人采用同一标准，以保证结果的可靠性。

（杨永晶）

二、HUVEC 细胞小管形成实验

（一）实验目的及原理

目的：了解肿瘤发生发展与血管形成的关系，学习 HUVEC 管状结构形成情况的测定方法。

原理：肿瘤血管形成是肿瘤发生、生长、浸润和转移的重要条件，新生血管为不断浸润生长的原发肿瘤提供营养，目前肿瘤血管抑制剂的作用机制就是通过调节血管生成因子之间的平衡，抑制肿瘤血管生成。

（二）实验材料

1. 实验器材

96 孔细胞培养板，细胞培养瓶，CO_2 细胞培养箱，倒置显微镜，超净台，酶标仪，全自动高压蒸汽灭菌锅，电子天平（$d = 0.01$ mg），电子天平（$d = 0.0001$ mg），液氮罐，小型离心机

2. 实验试剂

Matrigel 基质胶，内皮细胞培养液（ECM），胎牛血清（FBS），内皮细胞生长因子添加剂（$100 \times$ ECGS），青霉素/链霉素混合物（P/S）。

3. 受试细胞

人脐静脉内皮细胞（HUVEC）。

4. 主要试剂的配置

（1）PBS 缓冲液：137 mmol/L NaCl，2.7 mmol/L KCl，10 mmol/L Na_2HPO_4，2 mmol/L KH_2PO_4，以 HCl 或 NaOH 调 pH 至 7.4，高压灭菌。

（2）胰酶消化液：0.25 g 胰蛋白酶，100 ml PBS，0.22 μm 滤膜过滤除菌。

（3）ECM 培养基（100 ml）：ECM 培养基 93 ml，内皮细胞生长因子（ECGS）1 ml，胎牛血清（FBS）5 ml，青霉素、链霉素各 1 ml。

（4）DMEM 培养基：DMEM 培养基，50 mg 青霉素，100 mg 链霉素，2 g 碳酸氢钠，0.22 μm 滤膜过滤除菌。

（5）待测药液：将待测药品用空白 HUVECs 专用培养基配置到所设置的浓度。

（三）实验方法

1. 实验前准备

（1）96 孔板：清洗、泡酸、烘干后于超净台中紫外照射过夜。

（2）Matrigel：实验前取出适量的 matrigel 放在冰袋上，置于 4 ℃冰箱中

融化过夜备用。

（3）移液器盒的准备：将经过灭菌的黄色移液器盒于—20 ℃冷冻备用。

2. 实验具体步骤

（1）HUVEC 的培养：小管形成实验对 HUVEC 的代数要求非常严格，必须用第 1 代或第 2 代的细胞。

（2）10 mg/ml Matrigel 用含 1% ECGS 的无血清 ECM 按 1:1 稀释，迅速混匀置于冰上。

（3）将 Matrigel 加入 96 孔板内，每孔 30 μl。每个剂量设置 3 个复孔。

（4）将 96 孔板于 37 ℃培养箱中聚合 1 ~ 2 h。

（5）用含 1% ECGS 的无血清 ECM 配好药液，于 4 ℃暂存。空白对照组为不含药物的 1% ECGS 的无血清 ECM。

（6）将对数生长期的 HUVEC 用胰蛋白酶消化，收集。用含 1% ECGS 的无血清 ECM 重悬并于显微镜下计数，将细胞浓度调整为 3×10^5 个/ml。

（7）将细胞接种到 96 孔板中，每孔 50 μl。

（8）将各组试验用液加入孔中，每孔 50 μl。

（9）将 96 孔板置于 5% CO_2，37 ℃培养箱中孵育。

（10）分别于药物作用 6 h、12 h、24 h、36 h 时，在显微镜下观察各组管状结构的形成情况并拍照。

（11）计数，按照公式计算抑制率（Inhibition rate，I）：

$$I（\%）= 1 - \frac{N_{test}}{N_{control}} \times 100\%$$

其中 N_{test} 为测试组形成的管状结构数量，$N_{control}$ 为空白对照组形成的管状结构数量。

（12）数据的优化，将统计出的数字计算平均值（mean）和 SD 值后，去掉超出 mean ± SD 范围的数据。

【本节注意事项】

（1）将 Matrigel 加入 96 孔板内时要避免产生气泡。如有气泡产生，可用最小的移液器头将气泡中的空气吸出。由于胶液为 1:1 稀释，比较黏稠，铺板时应尽量避免沾在孔壁上。

（2）细胞浓度和药液需配置成设定浓度的 2 倍，实际设定的细胞浓度为 1.5×10^5 个/ml。

（3）加入细胞时应沿着 96 孔板孔壁缓缓加入，以免冲毁胶面。

（4）加药时应沿着96孔板孔壁缓缓加入，以免冲毁胶面。

（5）拍照时所选视野要有特征性，能代表此孔小管形成的整体情况，不能完全随机选取。拍照时要将显微镜焦距调整好，以能看清小管结构为准。由于96孔板要继续培养，拍照时间应尽量短。

（6）小管计数时，一个完整的圈为一个小管，中间有断开的不算。

（杨永晶）

三、大鼠动脉环血管形成实验

（一）实验目的及原理

目的：学习大鼠动脉环血管形成模型的建立过程，观察试验药物对体外细胞形成血管的影响。

原理：大鼠动脉环血管形成模型，是介于体内外模型之间的一种组织水平的体外模型，是形成微血管样结构的典型代表。将大鼠主动脉段包埋于纤维蛋白胶中，用无血清培养液进行体外培养。在培养过程中内皮细胞可从动脉段切口处向外延伸生长，并形成具有分支的微血管样结构。研究者可以在不同的实验时间段，在倒置显微镜下观察内皮细胞和微血管样结构的数目。

（二）实验材料

1. 实验器材

96孔细胞培养板，CO_2细胞培养箱，倒置显微镜，超净台，超纯水制造仪，pH计，台式高速离心机，全自动高压蒸汽灭菌锅，电子天平（$d = 0.01$ mg），电子天平（$d = 0.001$ g），烘箱，数显恒温水浴锅，恒温震荡器。

2. 实验试剂

DMEM，抗生素（青霉素，链霉素），纤维蛋白原，凝血酶，生理盐水，$Na_2HPO_4 \cdot 12H_2O$，KH_2PO_4，NaCl，KCl，Na_2CO_3，$NaHCO_3$。

3. 实验动物

SD大鼠，SPF级，雌性，体重（250 ± 2.0）g。

4. 主要试剂的配置

（1）培养基：将13.5 g DMEM培养基粉末用900 ml超纯水溶解，加入50 mg青霉素，100 mg链霉素，2 g碳酸氢钠，调pH7.4，用超纯水定容到1000 ml，0.22 μm过滤除菌。

（2）高抗PBS：NaCl 8.0 g，KCl 0.2 g，$Na_2HPO_4 \cdot 12 H_2O$ 2.9 g，KH_2PO_4 0.2 g，青霉素670 mg，链霉素1000 mg溶于1000 ml超纯水中，调pH至7.4，

高压蒸汽灭菌。

（3）基质胶溶液：Matrigel 用无血清 ECM 培养基以 1∶1 稀释使用，－20 ℃保存，使用前在 4 ℃过夜融化。

（4）阳性对照工作液：将阳性药用无血清 DMEM 培养基稀释到所设置的浓度。

（5）试验组工作液：将待测药物用无血清 DMEM 培养基稀释到所设置的浓度。

（三）实验方法

（1）选用 250 g 左右的 SD 大鼠，脱颈椎处死，75% 乙醇擦拭皮肤消毒。

（2）取大鼠胸主动脉血管，放入含高抗 PBS 中清洗。

（3）用眼科手术剪及镊子去除脉管外纤维和脂肪组织，切取 1～2 mm 长的动脉环，用含高抗的 PBS 清洗数遍。

（4）配制混合胶液（提前 12 h 将 Matrigel 放入 4 ℃冰箱中融化，使用前用培养基稀释 2 倍）。

（5）在预冷的 96 孔细胞培养板中，每孔加入预先融化的 Matrigel 60 μl，将胸主动脉环放入 96 孔板胶中包埋。

（6）37 ℃孵育 1 h，使胶凝固。

（7）用含 5% FBS 的 DMEM 培养液配制指定浓度的药液，每孔加入药液 100 μl，每个浓度至少 3 个复孔，96 孔板放培养箱内常规培养。

（8）隔天更换新鲜培养基与药品。

（9）自第 6 d 起每日取出，倒置显微镜下观察动脉环附近内皮细胞和新生血管的生成情况，随机选择 5 个面积拍照，并在倒置显微镜下计数微血管样结构，绘制生长曲线。

（10）试验得到的结果计算 mean ± SD，并进行统计 T 检验，$P < 0.05$ 为显著性差异，$P < 0.01$ 为极显著性差异。

【本节注意事项】

（1）解剖取主动脉后需立即放入高抗 PBS 中，避免染菌，并立即用镊子将主动脉里的血除净。

（2）实验需要生长旺盛期大鼠（一般选择 150 g 左右大鼠），只有生长旺盛期的大鼠才能实现内皮细胞的大量增殖，并迁移至 Matrigel 胶上形成管状结构；成年大鼠（200 g 左右）进行该实验时形成的管状结构很少，不能成功建模。

（3）用眼科手术剪及镊子去除脉管外纤维和脂肪组织时，需要剪切干净以免影响实验结果，但不要剪伤或者剪破动脉环。

（4）切取 1~2 mm 长的动脉环时要保证切口整齐完整，反复剪切会破损动脉环组织及细胞，使内皮细胞不易增殖迁移形成管状结构，动脉环不能过长或者过短以免引起实验误差。

（5）主动脉环放入 Matrigel 胶中时避免产生气泡，并使动脉环完全浸入到 matrigel 胶中避免动脉环上浮。

（6）主动脉放入 Matrigel 胶中时应水平横向置于 96 孔板中央位置，避免产生误差。

（7）胶聚合时间不宜太长或者太短，太短聚合不充分，太长胶会干裂。

（8）每次换液前轻轻吸去旧的培养液，小心操作注意不能吸到胶液或者动脉环，动脉环被移动后会使已经形成的管状结构移位或者断裂影响管状结构的生长。

（9）注意选取动脉环周围不同的视野拍照，求均值。

（浦春艳）

肿瘤治疗药物体内模型研究方法

体内试验用于进一步考察受试物对特定类型肿瘤细胞的杀伤或抑制作用，探索受试物产生药效作用的给药剂量、途径、频率和周期等。通常采用动物肿瘤移植模型和人癌异体移植模型。由于动物肿瘤移植模型与临床疗效之间的相关性不强，仅可用于候选化合物的初步筛选。通常情况下，以人癌异体移植模型试验结果来评价细胞毒类抗肿瘤药物的有效性。人癌异体移植模型试验通常在无胸腺鼠或联合免疫缺陷小鼠体内移植人癌细胞系，观察受试物对肿瘤生长的抑制作用。移植肿瘤的选择主要参考体外试验结果、细胞系的生物学特点等因素。原则上，应尽量选用多种人癌异体移植瘤模型；移植的人癌细胞系在组织学、基因表达特点、耐药性等方面应与人体肿瘤尽量接近。细胞毒类抗肿瘤药物临床前体内试验一般至少应选用 3~4 种人癌异体移植瘤模型，试验至少应重复一次。人癌细胞系移植成瘤后，应传 2~3 代后再用于体内抗肿瘤试验。为了保持移植瘤的生物学特性和遗传特性，移植瘤体内传代应少于 15~20 代。肿瘤移植部位主要在皮下，也包括原位和腹腔等。通常待移植肿瘤生长至少达 100 mm³ 后，再将动物随机分组给药。一般包括高、中、低 3 个剂量的给药组、阳性对照组和阴性对照组，每组至少 6 只动物。给药组受试物剂量的选择应体现出量效关系，高剂量不宜超过受试物的最大耐受量。给药途径尽量与临床用药推荐的途径相同。阳性对照药与受试物结构类似，作用机制相同或相近；临床广泛应用且疗效确切。针对人癌异体移植瘤模型，采用相对肿瘤增殖率 T/C（％）作为试验评价指标。原则上，评价标准为：T/C（％）>40％ 为无效；T/C（％）≤40％，并经统计学处理 $P<0.05$ 为有效。在体内全部人癌异体移植瘤模型中，一般至少应有 3 种达到有效标准，才提示受试物有必要进入临床试验。

对于非细胞毒类的分子，如靶向生物技术药物、血管抑制剂类分子等，其体内活性在参照以上细胞毒类抗肿瘤药物临床前体内试验评价方法外，可以根据药物自身特点调整试验方案，但一定要清楚阐述调整的理由及药物机制。

第一节　鸡胚绒毛尿囊膜实验

一、实验目的及原理

目的：熟悉鸡胚的构造，学习鸡胚尿囊膜的制备方法和给药方式，为新药临床试验提供可靠依据。

原理：鸡胚绒毛尿囊膜（chorioallantoic membrane，CAM）是在胚龄 4~5 d 时由绒毛膜的体壁中胚层和尿囊膜的脏层中胚层融合而成。孵育至第 6~7 d 时 CAM 及其血管覆盖整个卵黄囊表面。CAM 的组织学结构有 3 层：外胚层，位于壳膜下方，由来自绒毛膜的上皮组成；中胚层，是一层富含毛细血管的结缔组织；内胚层，位于尿囊，由来自尿囊膜的内皮形成。鸡胚 CAM 模型是一种定性、半定量研究活体内血管生成（an-giogenesis）的技术，与兔或大鼠的角膜囊（眼前房）模型、地鼠颊囊模型相比，鸡胚 CAM 模型具有实验材料易得、成本较低、实验周期短、易于大样本重复和结果容易观察等优点，是目前常用的血管生成相关药物的体内模型。

二、实验材料

1. 实验器材

无菌培养箱，蛋托，透明胶带，小直镊，超净工作台，全自动高压蒸汽灭菌锅，解剖显微镜，照蛋器（又叫检卵灯），注射器，眼科弯剪，眼科弯镊，培养皿。

2. 实验试剂

生理盐水，磷酸盐酸冲液（PBS），75% 乙醇，碘酊，甲醇，丙酮。

3. 实验鸡蛋

白皮受精鸡蛋，5 日龄，质量相近（65±10）g，表皮无污染、无破损的新鲜鸡蛋（产出时间在一周以内），表面清洁，蛋壳均质，蛋形规范，气室、气孔均匀。

三、实验方法

1. 种蛋的处理

（1）清洗：用温水清洗 2 次后，于 1∶1000 新洁尔灭液中浸泡 3 min，或甲醛熏蒸，1∶1000 碘液浸泡 1 min，或者 75% 乙醇擦拭干净，晾干。

（2）培养：与普通培养箱中，（38±0.5）℃、相对湿度 65%～70% 环境中孵育；

（3）转蛋：鸡孵蛋过程中不停地转蛋，可防止胚胎发生粘连，促进羊膜运动。种蛋钝端（大端）向上，呈 45° 倾斜，每天转蛋至少 2～4 次（该步骤可以省略，直接将大头朝上放置即可）。

（4）检查：每日检查胚胎发育情况，识别胚胎发育的标志特征，随时淘汰死弱精蛋和死胎及胚胎发育不良的种蛋。在照卵灯下标记鸡头及气室位置。

2. 假气室制备

孵育第 6～7 d 种蛋，用碘伏和酒精消毒蛋壳表面 2×3 cm 区域，用牙科钻砂轮在蛋壳表面划刻出凹痕，用尖针在蛋气室表面扎洞，在凹痕处滴少量生理盐水，轻揭凹陷处蛋皮，轻轻撕掉内壳膜，此时该处 CAM 下陷，形成假气室（区别于蛋自身的气室）制备假气室时切勿损伤 CAM。用透明胶带纸封贴假气室，形成透明观察窗，可供观察和加药操作。

开窗：碘酊消毒蛋壳气室端（大头端）约 2 cm*2 cm，75% 乙醇脱碘，开窗面积约为 1.5 cm*1.5 cm（损伤面积越大，CAM 机会越多，面积越小，相应地增加揭 CAM 难度），用眼科弯剪小心夹去蛋壳及壳膜。窗口大小由气室决定，一般距气室底边约 0.5 cm。

3. 暴露 CAM

开窗后，用 75% 乙醇将落在气室膜上的蛋壳碎末擦去，将 5 ml 注射器针头置于与气室膜夹角约 30 ℃ 上，用针头轻轻划气室膜，使破口长约 2 mm；在气室膜破口处滴加 0.9% 生理盐水 2～3 滴，此时破口处形成 1 个小水池，使紧贴在气室膜下面的 CAM 血管显露出来，并且生理盐水处下层的 CAM 与上层的气室膜分离并向下凹陷，此时用针尖垂直轻划气室膜，镊子夹取，轻轻揭去气室膜，使 CAM 完全暴露。

4. 加药

配药：鸡胚分为实验组（至少三个不同浓度）、空白对照组（待测物的溶剂）以及阳性对照组。将滤纸排列于无菌铝箔上，分别加入不同浓度的待测物，空白对照组只加入无菌的 PBS，滤纸样品均在超净台内风干，备用。

暴露 CAM 后，将事先制备的定性滤纸置于 CAM 中央血管稀少区，以便待测药物充分发挥作用。按分组用微量加样器滴加相应药物，然后用透明胶带帖封贴气室端，使胶带超过窗口边缘 0.5 cm，形成透明观察窗，观察鸡胚的存活情况。封窗后继续孵育。一般加药后继续培养 3 d。

5. 制备 CAM 标本

加药孵育 72 h，剪开透明胶带纸，由观察窗加入甲醇: 丙酮 = 1 : 1 的固定液 1 ml，定温下作用 15 min 后，用眼科弯剪小心去除 CAM 平面以上的卵壳及卵壳膜，并用眼科弯剪以待测物为中心完整地剪下 CAM，在生理盐水中展开后平铺在载玻片上阴干保存，数码相机拍照。

6. 结果观察

在解剖显微镜下（× 10）观察鸡胚尿囊膜新生血管情况，以载体边缘（即明胶海绵边缘）1 mm、5 mm 血管计数，凡属趋向性生长的血管，即以载体为中心发出，与半径的夹角小于 45 度者均予以计数，而穿行、绕行的血管不算在内。距载体边缘 1 mm、5 mm 血管分别观察计数。

7. 统计学分析

SPSS 16.0 统计软件进行数据输入、整理及统计。指标间进行单因素方差分析（One-Way ANOVA）。

【本节注意事项】

（1）购买鸡胚时，要注意室外的温度，如果温度太低，带一个泡沫盒子，里面放上剪好的纸蛋盘，将鸡胚放到盒子里带回。

（2）鸡胚清洗时，所用的水温最好在 37 ℃ ~ 38 ℃，不要用冷水或过热的水。

（3）鸡胚最好在普通的生化培养箱中培养，温度为 38 ℃左右，放一水盘保持湿度；若无生化培养箱，也可在细胞培养箱中培养，注意无菌操作，避免污染其他的细胞株。

（4）开窗的窗口不要太大，直径不要大于 1 cm，否则容易染菌，开好后，用无菌透明胶带封好，可以先将镊子在酒精灯外焰烤一下，然后压平胶带；开窗的时候最好不要使其流血，经验是受精 5 d 前的鸡胚开窗时不容易出血，第 7 d 的鸡胚开窗时容易出血，建议第 4 d 或 5 d 开窗，第 7 ~ 8 d 给药；该过程中，鸡胚不要一起拿出，否则外面室温比较低、鸡胚长期脱离生长环境时容易形成死胚；熟练的情况下可以 6 ~ 8 个一组，时间控制在 30 min 以内。开窗后第 2 d 或第 3 d 加药；使鸡胚适应一段时间。

（5）载体选择：如果是抗血管形成的药物，以明胶海绵为载体最好，如果是促血管生成的，最好采用羧甲基纤维素或微孔滤膜。无菌明胶海绵不要剪太大，直径小于 1 cm，圆形或者方形均可，但圆形较好；最好将无菌海绵横着剪一段，大概是 2.5 cm × 2 ~ 3 mm × 2 ~ 3 mm，然后竖着平均剪成 4 段，将药物先加到海绵上，使其浸润后，再放到尿囊膜上，封窗，继续培养3 d，取出尿囊膜。

（6）取尿囊膜时准备弯剪、弯镊、生理盐水、透明玻璃板、培养皿、白纸、相机；取出后，生理盐水清洗两次，展开后拍照，不要挤压膜，这样血管容易走样，不容易辨认。

（张晓娟）

第二节　实验动物的给药剂量及其计算方法

一、实验目的及原理

目的：通过本实验掌握确定给药剂量的方法，了解人与不同种类动物间剂量的换算关系。

原理：观察某种药物的作用时，实验动物给药剂量的准确与否直接影响实验结果，剂量太小，作用不明显；剂量太大，又可能导致动物中毒死亡。

二、实验方法

1. 给药剂量确定方法

（1）先用少量小鼠粗略的摸索出中毒剂量或致死剂量，然后用中毒剂量或致死剂量的若干分之一作为应用剂量，一般可取 1/10 ~ 1/5。如实验结果出现剂量与作用强度毫无规律时，则更应慎重分析。

（2）确定剂量后，如第一次实验的作用不明显，动物也没有中毒的表现（体重下降、精神不振、活动减少或其它症状），可以加大剂量再次实验。如出现中毒现象，作用也明显，则应减少剂量再次实验。一般情况下，在适宜剂量范围内，药物的作用常随剂量的加大而增强。所以有条件时，最好同时用几个剂量做实验，以便迅速获得关于药物作用的较完整的资料。

（3）用小动物进行实验时，开始的剂量可采用鼠类给药剂量的 1/15 ~ 1/2，以后可根据动物的反应调整剂量。

（4）确定动物的给药剂量时，要考虑给药动物的年龄大小和体质强弱。一般确定的给药剂量是指成年动物，如是幼小动物，剂量应减小。口服量为100 μl，灌胃量应为 100 ~ 200 μl，皮下注射量为 30 ~ 50 μl，肌肉注射量为 25 ~ 30 μl，静脉注射量为 25 μl。

（5）不同种类的实验动物一次给药的最大耐受剂量不同，超过最大耐受剂量会导致不同程度的损伤。如灌胃给药剂量过多时易导致胃扩张，静脉给药剂量过多时易导致心力衰竭和肺水肿。现将不同种类实验动物一次给药最大耐受量列出，以供参考（表 3 − 1），由于每种动物存在不同品系，所以表 3 − 1 中的数据并不是绝对的。

表 3 − 1　不同种类实验动物一次给药的最大耐受体积（ml）

动物名称	灌胃	皮下注射	肌肉注射	腹腔注射	静脉注射
小鼠	0.9	1.5	0.2	1.0	0.8
大鼠	5.0	5.0	0.5	2.0	4.0
兔	200	10	2.0	5.0	10
猫	150	10	2.0	5.0	10
猴	300	50	3.0	10	20
犬	500	100	4.0	—	100

2. 实验动物给药量的计算方法

动物实验所用的药物剂量一般按 mg/kg 体重或 g/kg 体重计算，应用时须从已知药液的浓度换算成相当于每 kg 体重应注射的药液量（ml），以便给药。

3. 人与动物的给药量换算方法

在药理实验设计中主要用标准体重，标准体重与非标准体重的差值在 ± 20% 范围内下式基本适用。要计算每只动物的用量，以 mg/kg 剂量乘以体重即可（见表 3 − 2）。

$$D_b = D_a \cdot R_{ab}$$

表 3-2　由动物 a 到动物 b 的标准体重（mg/kg）剂量折算表

（表中数值为换算系数 Rab）

动物品种	小鼠 b	仓鼠 b	大鼠 b	豚鼠 b	家兔 b	家猫 b	猕猴 b	比格犬 b	狒狒 b	微型猪 b	成人 b
标准体重/kg	0.02	0.08	0.15	0.4	1.8	2.5	3.0	10.0	12.0	20.0	60.0
表面积/m2	0.0066	0.016	0.025	0.05	0.15	0.2	0.25	0.5	0.6	0.74	1.62
体重系数	0.0898	0.0862	0.0886	0.0921	0.1014	0.1086	0.1202	0.1077	0.1145	0.1004	0.1057
系数 S	3	5	6	8	12	12.5	12	20	20	27	37
小鼠 a	1.00	0.600	0.500	0.375	0.250	0.240	0.250	0.150	0.150	0.111	0.081
仓鼠 a	1.67	1.00	0.833	0.625	0.417	0.400	0.417	0.250	0.250	0.185	0.135
大鼠 a	2.00	1.20	1.00	0.750	0.500	0.480	0.500	0.300	0.300	0.222	0.162
豚鼠 a	2.67	1.60	1.33	1.00	0.667	0.640	0.667	0.400	0.400	0.296	0.216
家兔 a	4.00	2.40	2.00	1.50	1.00	0.960	1.00	0.600	0.600	0.444	0.324
家猫 a	4.17	2.50	2.08	1.56	1.04	1.00	1.04	0.625	0.625	0.463	0.338
猕猴 a	4.00	2.40	2.00	1.50	1.00	0.960	1.00	0.600	0.600	0.444	0.324
比格犬 a	6.67	4.00	3.33	2.50	1.67	1.60	1.67	1.00	1.00	0.741	0.541
狒狒 a	6.67	4.00	3.33	2.50	1.67	1.60	1.67	1.00	1.00	0.741	0.541
微型猪 a	9.00	5.40	4.50	3.38	2.25	2.16	2.25	1.35	1.35	1.00	0.730
成人 a	12.33	7.40	6.17	4.63	3.08	2.96	3.08	1.85	1.85	1.37	1.00

【本节注意事项】

（1）捉拿固定动物之前，要对该动物的习性有一定的了解。

（2）捉拿固定动物时须小心谨慎，大胆果断，但切不可粗暴。

（3）大鼠牙齿锋利，为避免咬伤，捉拿动作要轻，不可鲁莽，如果大鼠过于凶猛，可待其安静后，再捉拿或用卵圆钳夹鼠颈部抓取。

（4）捉拿动物过程中要以规范性的方法抓取和固定动物，要避免因动作粗暴而造成动物的损伤。例如家兔，不能采用抓双耳或抓提腹部的错误捉拿方法。

（5）抓取大鼠或小鼠尾部时动作要轻，防止拉断鼠尾。提起动物后，应迅速放在台面上。

（6）捉拿动物过程中应防止被动物咬伤，若不慎被动物咬伤、抓伤。应及时用碘酒、乙醇消毒，随后到有关医疗机构诊治。

（任印玲）

第三节 实验动物编号和分组方法

一、实验目的及原理

目的：通过本实验学习实验动物常规的编号和分组方法。

原理：动物在实验前常常需要作适当的分组，并将其编号标记以示区别，便于实验者观察每个动物的变化。因此，实验动物科学的分组和标记方法，是取得良好试验结果和结论的前提。

二、实验方法

（一）实验动物的编号方法

动物实验中，常用的编号标记有染色法、挂牌法、烙印法等 3 种方法。

1. 染色法

染色法是用有色化学试剂在动物身体明显处如被毛、四肢等不同部位处进行涂染或用不同颜色来区别各组动物，是实验中最常用、最容易掌握的方法。

使用的编号标记液有如下几种：3% ~ 5% 的苦味酸溶液（涂染黄色），2% 硝酸银溶液（涂染咖啡色），0.5% 中性红或品红溶液（涂染红色）。编号原则是先左后右，从前到后。一般把涂在左前腿上的记为 1 号，左侧腹部记为 2 号，左后腿记为 3 号，头顶部记为 4 号，腰背部记为 5 号，尾基部记为 6 号，右前腿上的记为 7 号，右侧腰部记为 8 号，右后腿记为 9 号。若动物编号超过 10 或更大数字，可使用上述两种不同颜色的溶液，即把一种颜色作为个位数，另一种颜色作为十位数，这种交互使用可编到 99 号。例如把红色记为十位数，黄色记为个位数，那么，右后腿黄色，头顶红色，则表示是 49 号，其余类推。

2. 挂牌法

挂牌法是将标有编号的金属制号码牌固定在实验动物的耳部皮肤上，大动物可挂在颈上或笼箱上。

3. 烙印法

烙印法是用刺数钳在动物无体毛或明显部位（如耳、面鼻部和四肢等部位）刺上编号，然后用棉签蘸着溶有乙醇的黑墨汁在编号上涂抹。烙印前，最好对烙印部位预先用75%乙醇消毒，以免造成皮肤局部感染动物。

（二）实验动物的分组方法

1. 分组的原则

进行动物实验时，经常需要将选择好的实验动物按研究的需要分成若干组。动物分组应按随机分配的原则，使每只动物都有同等机会被分配到各个实验组与对照组中去，以避免各组之间的差别，影响实验结果，特别是进行准确的统计检验，必须在随机分组的基础上进行。每组动物数量应按实验周期长短、实验类型及统计学要求而定。如果是慢性实验或需要定期处死动物进行检验的实验，就要求选较多的动物，以补足动物自然死亡和处死所减少的数量，确保实验结束时有合乎统计学要求的动物数量存在。

2. 建立对照组

分组时应建立对照组。

（1）阴性对照

①空白对照：是在不给任何措施情况下观察动物自发变化的规律。

②假处理对照：采用与实验相同操作条件的对照，为溶剂或赋形剂或假手术组，用于观察不给药（或不处理时）实验对象的反应和指标变化。其目的：一是作为病理模型制造是否成功，实验药物是否有效的对比标准；二是排除假阳性结果。如给药实验中的溶媒、手术、注射以及观察抚摸等都可以对动物产生影响。

③安慰剂对照：采用外形相同、气味相似，但不含主药的制剂作为对照，排除心理作用对药效的影响。

（2）有效（或标准）对照或阳性对照

常用于药物研究。采用药典上记载的或临床公认有效的药物作为阳性药，设置对照组。其目的：一是比较实验药物与临床目前使用药物间的药物效应强度；二是考察实验方法及技术的可靠性；三是排除假阴性结果。

（3）（实验）模型对照

根据药效学研究的目的，建立相应的动物病理模型，并给予溶剂或赋形剂，用于观察具有病理变化的实验对象的反应和指标变化，作为实验药物是否有效的对比标准。

（4）配对对照

是同一个体在前后不同时间比较对照期和实验期的差异，或同一个体的左右两部分作对照处理和实验处理的差异，这样可大大减少抽样误差。在实验中也可用同卵双胎或同窝动物来做。

（5）组间对照

是将实验对象分成两组或几组比较其差异，这种对照个体差异和抽样误差比较大。组间对照可用交叉对照法以减少误差。如观察某药物的疗效可用两组动物先分别做一次实验和对照，再互相交换，以原实验作为对照组，原对照组作为实验组重复第一次实验所观察的疗效或影响，而且检查的指标和条件要等同。

（6）历史对照与正常值对照

这种对照要十分谨慎，必须要条件、背景、指标、技术方法相同才可进行对比，否则将会得出不恰当的甚至错误的结论。

（任印玲）

第四节　CFDA 要求——抗肿瘤药物药效学指导原则

一、基本原则

1. 抗肿瘤药物分类

（1）细胞毒类药物（cytotoxic agent）：包括干扰核酸和蛋白质合成、抑制拓扑异构酶及作用于微管系统的药物等；

（2）生物反应调节剂（biological response modifier）；

（3）肿瘤耐药逆转剂（resistance reversal agent）；

（4）肿瘤治疗增敏剂（oncotherapy sensitizer）；

（5）肿瘤血管生成抑制剂（tumor angiogenesis inhibitor）；

（6）分化诱导剂（differentiation inducing agent）；

（7）生长因子抑制剂（growth factor inhibitor）；

（8）反义寡核苷酸（antisense oligonucleotide）。

2. 抗肿瘤药物药效学需研究内容

（1）包括体外抗肿瘤试验，体内抗肿瘤试验。

（2）评价药物的抗癌活性时，以体内试验结果为主，同时参考体外试验结果以做出正确的结论。

（3）Ⅰ类抗肿瘤新药应进行药物作用机制初步研究。

二、体外抗肿瘤活性试验

1. 试验目的

（1）对候选化合物进行初步筛选；

（2）了解候选化合物的抗瘤谱；

（3）为随后进行的体内抗肿瘤试验提供参考，如剂量范围、肿瘤类别等。

2. 试验方法

选用 10 ~ 15 株人癌细胞株，根据试验目的选择相应细胞系及适量的细胞接种浓度，按常规细胞培养法进行培养；推荐使用四氮唑盐 MTT 还原法、XTT 还原法、磺酰罗丹明 B 染色法、或 51Cr 释放试验、集落形成法等测定药物的抗癌作用。药物与细胞共培养时间一般为 48 ~ 72 h，贴壁细胞需先贴壁 24 h 后再给药。试验应设阳性及阴性对照组，阳性对照用一定浓度的标准抗肿瘤药，阴性对照为溶媒对照。

3. 评价标准

以同一样品不同浓度对肿瘤细胞抑制率作图可得到剂量效应曲线，然后采用 Logit 法计算半数有效浓度（IC_{50} 值或 EC_{50} 值）。体外试验至少重复一次。

附注：评价药物抗癌活性的方法

（一）MTT 还原法

1. 基本原理

四氮唑〔MTT，3-（4，5-dimethylibiazol-2-yl）-2，5-diphenyl-tetrazolium bromide〕是一种能接受氢原子的染料。活细胞线粒体中与 NADP 相关的脱氢酶在细胞内可将黄色的 MTT 转化成不溶性的蓝紫色的甲瓒（formazan），而死亡细胞则无此功能。用二甲基亚砜（DMSO）溶解甲瓒后，在一定波长下用酶标仪测定光密度值，即可定量测出细胞的存活率。

2. 操作步骤

（1）选用对数生长期的贴壁肿瘤细胞，用胰酶消化后，用含 10% 小牛血清的培养基配成 5000 个/ml 的细胞悬液，接种在 96 孔培养板中，每孔接种 200 μl，37 ℃，5% CO_2 培养 24 h。

（2）实验组换新的含不同浓度被测样品的培养基，对照组则换含等体积溶剂的培养基，每组设 3 ~ 5 平行孔，37 ℃，5% CO_2 培养 4 ~ 5 d。

（3）弃去上清液，每孔加入 20 μl 新鲜配制的含 5.0 mg/ml MTT 的无血清培养基。37 ℃继续培养 4 h。小心弃上清，并加入 200 μl DMSO，用微型超声振荡器混匀后，在酶标仪上以测量波长为 570 nm，参比波长为 630 nm 测定光密度值。

3. 结果评定

按下式计算药物对肿瘤细胞生长的抑制率：

肿瘤细胞生长抑制率% ＝ （1—OD 实验/OD 对照） ×100%

以同一样品的不同浓度对肿瘤细胞生长抑制率作图可得到剂量反应曲线，从中求出样品的半数杀伤浓度 IC_{50}。合成化合物或植物提取纯品的 IC_{50} < 10 μg/ml 或植物粗提物的 IC_{50} < 20 μg/ml 时，则判断样品在体外对肿瘤细胞有杀伤作用。

（二）生长曲线法的基本原理

在最适条件下，肿瘤细胞在培养液中呈指数生长，如取细胞数的对数与培养时间作图可得一条直线，故称此时为对数生长期。随着细胞密度不断增高，由于代谢产物的积聚及营养物的消耗，细胞生长逐渐减慢以致停止，此时称高坪期或稳定期。因此药物对细胞生长的影响可通过生长曲线反映出来。

（三）染料排斥试验的基本原理

活细胞有排斥某些染料如伊红、台盼蓝、苯胺黑等的能力，而死细胞由于膜完整性的破坏，可被着色。因此培养的肿瘤细胞中加入这些染料，一定时间后，对着色和未着色的细胞进行计数，即可算出被杀死的细胞比例。

（四）集落形成法的基本原理

克隆原细胞具有持续增殖能力，当单个细胞分裂 6 代或 6 代以上时，其后代所组成的群体（集落）便含 50 个以上细胞。通过集落计数可对克隆原细胞作定量分析。它反映了单个细胞的增殖潜力，故能较灵敏地测定抗癌药的活性，目前被认为是一种较理想的检测方法。常用的集落形成法可分为贴壁法及半固体培养法两种。

（五）SRB 法的基本原理

SRB （sulforhodamine）是一种蛋白质结合染料，粉红色，可溶于水。SRB 可与生物大分子中的碱性氨基酸结合。其在 515 nm 波长的 OD 读数与细胞数呈良好的线性关系。故可用作细胞数的定量。MTT 法的一个缺点是 OD 值可随放置时间而变，而 SRB 法无此现象。因此更适用于进行大规模的试验。

三、体内抗肿瘤试验

体内抗肿瘤试验必须选用三种以上肿瘤模型，其中至少一种为人癌裸小鼠移植模型或其它人癌小鼠模型。试验结果三种模型均为有效，再重复一次也为有效，评定该化合物对这些实验性肿瘤具有治疗作用。

鼓励使用人类肿瘤裸鼠移植瘤模型和多种类的移植瘤模型、原位接种模型和中空纤维测定（hollow-fiber assay）等方法。

（一）动物

动物要求健康，符合等级动物要求，有实验动物合格证。雌雄均可，但同一批实验中动物性别必须相同。小鼠鼠龄为 5～6 周，体重为 18～22 g。评价同一物质的活性时，不同批次的实验必须采用同一品系的小鼠。

（二）肿瘤模型

1. 小鼠肿瘤模型

淋巴细胞白血病腹水瘤 L1210 和 P388、白血病 L-615、宫颈癌 U14、肝癌 H22、Lewis 肺癌、黑色素瘤 B16、网织细胞瘤 M5076、肠癌 26、肠腺癌 38、乳腺癌 CD8F1、艾氏腹水瘤（EAC）、肉瘤-180 等，以及各种小鼠肿瘤的亚型和耐药株等。

2. 人癌裸小鼠移植瘤模型

应选用体外试验敏感细胞株进行体内抗人癌裸小鼠移植瘤试验。模型建立和使用应注意：

（1）移植瘤一般由相应的细胞株移植而建立，对细胞株和移植瘤的化疗敏感性应予了解。

（2）移植瘤复苏后一般应传 2～3 代后再用于体内抗肿瘤试验。

（3）对模型生长情况应全面了解，尤其是生长快的模型。

（4）为了保持移植瘤的生物学特性和遗传特性，复苏后移植瘤体内传代应少于 15～20 代。

3. 试验过程

（1）接种：肿瘤接种方法主要有皮下接种、腹腔接种和原位接种。

1）皮下肿瘤模型

选择肿瘤生长旺盛且无溃破的荷瘤小鼠，颈椎脱臼处死，在无菌条件下（超净台或接种罩），用碘酒、酒精或新洁尔灭消毒动物皮肤，切开皮肤，剥离肿瘤。将瘤组织剪成 1.5 mm³ 左右，用套管针接种于动物一侧或双侧腋窝皮下；或制成细胞悬液，然后按一定比例加入无菌生理盐水，一般每只小鼠接种肿瘤细胞数量为（1～5）×10⁶。

2）腹水瘤模型

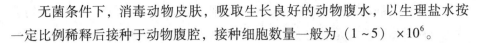

无菌条件下，消毒动物皮肤，吸取生长良好的动物腹水，以生理盐水按一定比例稀释后接种于动物腹腔，接种细胞数量一般为（1~5）×10⁶。

3）原位接种模型

原位接种是指将来源于某脏器的肿瘤接种在动物的某脏器，如将人肝癌接种在裸小鼠的肝脏。原位接种不是常规的方法，但有其优越性，是鼓励使用的方法。主要有肺、肝、胃、肠、乳腺、颅内等原位接种方法。

（2）动物分组

1）试验设阴性对照组、阳性对照组、治疗组。

2）治疗组设高、中、低三个剂量组。小鼠肿瘤和腹水瘤接种后次日将动物随机分组，裸鼠移植瘤用游标卡尺测量移植瘤直径，待肿瘤生长至 100~300 mm³ 后将动物随机分组。

3）动物数普通小鼠每组 10 只，裸鼠 6 只。阴性对照组动物数为治疗组动物数 ×2。

（3）剂量设置

1）治疗组设高、中、低剂量治疗组，一般按 4∶2∶1 设置，高剂量使用最大耐受量或 LD10 的剂量。

2）阴性对照组给予相应的溶剂。

3）阳性对照药选用对该动物敏感的、临床应用的抗肿瘤药物。

4）如受试物为一抗癌药物的衍生物或类似物时，必须选用该抗癌药物作为阳性对照药。

（4）阳性对照药选择原则

疗效确切；与被试物质化学结构类似；与被试物质有类似的作用机制。

（5）药物配制

水溶药物，用生理盐水或蒸馏水配制；如用酸、碱溶解者，可先用小量酸（0.1~0.5mol/L HCl）或碱（NaHCO₃、Na₂CO₃、NaOH）溶解，调节 pH 在 4.5~9.0 的范围内。用乙醇、丙二醇、Tween 80、DMSO 助溶的药物，或用 Tween 60、Tween 80、2%~3% 淀粉、0.5% 羧甲基纤维素制成混悬液的药物，可腹腔注射或口服，但必须设相同浓度的溶剂对照组。用注射用花生油配制的溶液或乳剂可口服、皮下或肌肉注射。

（6）给药方案和给药途径

分组当日开始给药，根据不同药物的代谢动力学和毒性反应等确定给药方案。给药途径应与推荐临床用药的途径相同。给药次数较多，或被试物质溶解性较差，静脉给药有困难时，可考虑使用腹腔给药，但在评价药效时要注意这两种给药途径是有差别的。可采取瘤周、瘤内、肌肉、皮下给药途径。腹水瘤试验时一般不能应用腹腔给药途径。

4. 评价标准

（1）腹水瘤模型

接种给药后，观察和记录动物死亡时间，计算生存天数。如阴性对照组20%动物存活时间超过4周，表明腹水瘤生长不良，实验失败。

采用中位生存时间（即 median survival time，MST）来评价每组的生存时间，其计算公式为：

MST =（中间生存天数— 0.5）+中间生存天数死亡的鼠数

治疗组与对照组的比较，采用 T/C（%）来表示，计算公式为：

$$T/C（\%）= \frac{T_{MST}}{C_{MST}} \times 100\%$$

T_{MST}：治疗组 MST；C_{MST}：阴性对照组 MST。

评价标准以125%为界，当 $T/C\% \geqslant 125\%$ 时，视为有效，反之则无效。

（2）裸鼠移植瘤模型

推荐使用测量瘤径的方法，动态观察受试物抗肿瘤的效应。肿瘤直径的测量次数根据移植瘤的生长情况而定，一般为每周 2~3 次，每次测量同时还需称鼠重。

肿瘤体积（tumor volume，TV）的计算公式为：

$$V = 1/2 \times a \times b^2 \text{或} \pi/6 \times a \times b \times c$$

其中 a、b、c 分别表示长、宽、高。两公式的相关性极好，可采用任一公式。

根据测量结果计算出相对肿瘤体积（relative tumor volume，RTV），

$RTV = Vt/V_0$。其中 V_0 为分笼给药时（即 d_0）测量所得肿瘤体积，Vt 为每一次测量时的肿瘤体积。

抗肿瘤活性评价指标为相对肿瘤增殖率 T/C（%）：

$$T/C（\%）= \frac{T_{RTV}}{C_{RTV}} \times 100\%$$

T_{RTV}：治疗组 RTV；C_{RTV}：阴性对照组 RTV。

疗效评价标准：$T/C\% > 40\%$ 为无效；$T/C\% \leqslant 40\%$，并经统计学处理 $P < 0.05$ 为有效。

（3）小鼠肿瘤模型

生长较慢小鼠肿瘤采用与裸鼠移植瘤同样的测量瘤径的评价方法。

生长较快小鼠肿瘤可采用称瘤重的方法评价。试验结束后处死动物，称体重，解剖剥离瘤块，称瘤重。阴性对照组肿瘤平均瘤重小于 1 g，或 20% 肿瘤重量小于 400 mg，表示肿瘤生长不良，试验作废。

疗效评价公式：

$$肿瘤生长抑制率 = \frac{给药组平均瘤重—阴性对照组平均瘤重}{阴性对照组平均瘤重}$$

评价标准：肿瘤生长抑制率 < 40% 为无效；肿瘤生长抑制率 ≥ 40%，并经统计学处理 $P < 0.05$ 为有效。

（4）原位接种模型

不同原位接种模型可采用不同评价方法，主要有瘤重和生存时间评价法。如肝原位接种可用瘤重评价，颅内接种可用生存时间评价。评价方法、标准和注意事项同腹水瘤模型和小鼠肿瘤模型。

四、抗肿瘤药物的特殊要求

Ⅰ类抗肿瘤新药应进行药物作用机制的初步研究。非细胞毒类药物除完成体内外抗肿瘤试验，还应进行特定抗肿瘤作用研究。

（一）生物反应调节剂

药效学包括：体内抗癌试验和免疫功能研究。

1. 体内抗癌试验

（1）模型：裸鼠是免疫缺陷动物，一般应用正常免疫鼠肿瘤模型。

（2）给药时间：可按常规给药，也可在接种前预先给药，接种后继续给药或停药。

（3）肿瘤细胞接种量：可比细胞毒类药物低一个数量级，一般为每只小鼠 $(1\sim5) \times 10^5$ 个瘤细胞。

（4）给药方法：可单独给药，也可与其它抗肿瘤药物合并使用，观察增效或减毒作用。

2. 免疫功能试验方法

具有抑瘤作用的生物反应调节剂，还需作免疫功能测定，以明确其抑瘤作用是否与免疫功能调控有关。免疫功能测定包括细胞免疫和体液免疫两方面。

免疫功能测定有：

（1）巨噬细胞功能测定。

（2）天然杀伤细胞（natural kill cell）测定。

（3）淋巴细胞转化试验。

（4）淋巴因子活化的杀伤细胞测定（lymphocyte-activated killer cell）。

（5）各种细胞因子测定，如 IL-2、IL-6、IL-12、IFN-γ、TNF-α 等。

（6）迟发型超敏反应检测。

（二）肿瘤耐药逆转剂

1. 体外抗耐药活性试验

选择 2～3 对肿瘤耐药/敏感细胞株，采用 MTT 法或 SRB 法测定细胞毒性。一般在无毒剂量或相当于 IC_{10} 的剂量下设三个剂量，并设立相应的阳性和阴性对照组。评价逆转效果用逆转倍数（fold reversal，FR）表示：FR = IC_{50}（不加逆转剂）$/IC_{50}$（加逆转剂）。

【注意事项】

耐药株的耐药性：耐药株因传代，尤其是撤药后耐药性可改变或消失；试验前必须对试验耐药株进行耐药倍数（FR）测定，确保试验的可行性。若非逆转多药耐药（MDR）而是逆转单药耐药，则试验的瘤株中需有针对该药的耐药细胞株。

阳性对照药建议采用：维拉帕米（verapamil）；环孢菌素 A（cyclosporin A）。

3. 体内抗肿瘤耐药活性试验

采用小鼠敏感和对应的耐药肿瘤，或人癌裸鼠敏感和对应的耐药移植瘤。

4. 耐药基因及其表达产物测定

可测定肿瘤细胞内的药物浓度变化和耐药基因及其表达产物，初步明确其逆转耐药机制。包括多药耐药基因及其编码蛋白（multidrug resistance gene/p-glycoprotein，Mdr1/Pgp）、多药耐药相关蛋白（multidrug resistance-related protein，MRP）、肺耐药相关蛋白（lung resistance-related protein，LRP）、其他与耐药相关的基因/蛋白及酶等。

（三）抗肿瘤转移药物

肿瘤是否转移不仅依赖于肿瘤细胞本身具有的内在转移潜能，而且也取决于机体抗转移因素的消长。所以，抗转移药物只有在动物体内模型上才能得出符合实际的结果。

1. 体外试验

测定候选化合物作用下肿瘤细胞对基底膜的侵袭、黏附和肿瘤细胞趋化

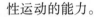

性运动的能力。

2. 体内试验

（1）模型：小鼠 B16 黑色素瘤、小鼠 Lewis 肺癌等和人癌裸鼠移植高转移瘤模型。

（2）接种方法：常用静脉注射方法，也可用皮下接种等方法。

3. 评价指标

接种给药后，观察记录动物死亡时间，计算生存天数。试验结束后，称动物体重、肺重、移植瘤重，解剖显微镜下计数肺转移瘤灶、测瘤径（计算肺转移瘤体积）和病理组织学切片观察等。

计算转移抑制率：转移抑制率 = 1—（治疗组转移率/对照组转移率）×100%。

（四）肿瘤血管生成抑制剂

1. 体外试验

（1）人血管内皮细胞模型 人脐静脉血管内皮细胞和人微血管（肺、皮肤等）内皮细胞。

（2）血管形成促进因子等刺激细胞 DNA 合成、增殖、迁移、血管形成（tube formation）来观察药物的抗血管形成作用，如血管内皮生长因子（vascular endothelial growth factor，VEGF）或碱性成纤维细胞生长因子（basic fibroblast growth factor，bFGF）。

（3）肿瘤细胞模型主要应用国内已建立的人实体癌细胞系，确定 VEGF、FGF 等高分泌的细胞株。检测细胞增殖、转移能力及血管形成因子的基因表达状况来评价药物。

2. 体内试验

（1）血管形成试验：鸡胚绒毛膜尿囊（CAM）、啮齿动物虹膜和角膜等。也可用如皮下移植塑料或多孔的 polytetrafluoroethylene 管、皮下移植无菌的海绵；一些自然的或化学修饰的物质如 Matrigel 和纤维凝胶等用于体内模型。

（2）抗肿瘤试验：通过观察新生血管生成抑制剂的体内抗肿瘤效应检测移植瘤的血管密度、血管生成因子和抑制因子的分泌和表达，以及肿瘤的转移情况等综合评价肿瘤血管生成抑制剂的作用和作用机制。

（五）分化诱导剂

分化诱导剂的药效学研究包括体外和体内研究模型；目前的药物主要能对急性白血病进行有效的分化治疗。阳性对照药选用维甲酸类（retinoid）化合物。

1. 体外试验

（1）白血病的分化诱导：常用的细胞株有人急性早幼粒白血病细胞株 HL-60、NB4 细胞、人红白血病 K562 细胞等。可选择以下试验方法研究并判断结果。

①四唑氮蓝（NBT）还原试验：中性粒细胞在杀菌过程中能量消耗增加，代谢中脱氢还原氮蓝四唑成为蓝黑色的点状或块状物，沉积于粒细胞质中，根据细胞内沉积颗粒判断阳性率。"对照组细胞的还原能力 ≤10%，候选化合物的还原能力 >50%；

②细胞形态学观察：可在光学显微镜与电镜下观察候选化合物作用后细胞的形态学变化，对照组的早幼粒细胞应 >90% ~95%，候选化合物组细胞分化，成熟粒细胞占比例越高，说明该化合物的分化效果越好。

（2）实体瘤细胞的分化诱导

常用细胞株：人肝癌 HepG2、SMMC7721

试验方法及评价标准：主要测定细胞的甲胎蛋白（AFP）、白蛋白含量，γ-谷氨酸转移酶（γ-GT）、酪氨酸转氨酶（TAT）活性及观察细胞形态。

分化细胞 AFP 含量、TAT 和 γ-GT 活性明显降低，白蛋白含量增加，细胞胞质增加、细胞核缩小。

2. 体内试验

常用人癌细胞小鼠肾囊膜下移植试验、小鼠髓单核细胞白血病试验和人癌细胞裸小鼠移植瘤模型等。

可选两种模型，根据肿瘤鼠生存时间、肿瘤的体积及形态变化，观察分化诱导效果。重复试验一次。

（六）肿瘤治疗增敏剂

增敏剂主要是指放射治疗增敏剂，能增加临床上恶性肿瘤放射治疗或其它治疗的疗效及降低治疗后的复发率。

1. 体外试验

分别选择对放射、化疗药物具有中、低度敏感的人肿瘤细胞株，采用 MTT、SRB 或细胞集落形成方法进行化合物的细胞毒性试验，以 IC_{50} 值作为评价指标。

2. 体内试验

（1）选用对射线及化疗药物敏感性较小的三种实体瘤模型进行试验，其中至少有一种人癌裸鼠移植瘤模型。

（2）由强致癌物或病毒等因素诱发的肿瘤，或者不是在同一品系动物身上移植传代的肿瘤往往会出现免疫反应，因此都不能用于肿瘤治疗增敏剂研究。

（3）疗效评价可参照体内抗肿瘤试验。

（罗燕平）

第五节　C57BL/6黑鼠移植瘤B16F10的抗肿瘤药效实验

一、实验目的

目的：确定药物的体内治疗作用和一般药理作用，为新药临床试验提供可靠药效学数据。

二、实验材料

1. 实验仪器

CO_2培养箱、小鼠饲养笼，游标卡尺，天平。

2. 实验试剂

胎牛血清（FBS），磷酸盐缓冲液（PBS），0.25%胰蛋白酶，生理盐水。

3. 实验动物

C57BL/6黑鼠，SPF级，周龄：4～5周；体重：20.0 g±2.0 g；性别：雌性（或雌雄各半，具体根据药物特点确定）。

4. 肿瘤细胞

B16F10黑色素瘤细胞。

三、实验方法

1. 肿瘤细胞培养

B16F10黑色素瘤细胞用含10% FBS的DMEM于37 ℃，5% CO_2培养箱中培养，每2d传代一次。

2. 动物模型建立

用PBS洗涤培养的细胞，并用0.25%胰蛋白酶进行消化，收集消化液。用10 ml离心管1000 r/min离心5 min收集细胞，弃上清，将细胞重悬于PBS，进行细胞计数并调整细胞浓度为 1×10^7 个/ml。

在小鼠右体侧皮下接种细胞悬液 0.1 ml，每只小鼠注射细胞总数为 1×10^6 个。当肿瘤长到一定大小时，100 mm^3 左右，处死小鼠，剖取肿瘤，剪成小块，轻轻研磨后过细胞筛，将细胞悬液离心并重悬于生理盐水中，进行细胞计数并调整细胞浓度为 5×10^6 个/ml。在小鼠右体侧皮下接种细胞悬液 0.1 ml，每只小鼠注射细胞总数为 5×10^5 个。当肿瘤的平均体积达到 40 ~ 60 mm^3 时，按给药种类随机将小鼠分组，阴性组 12 只，其余组每组 8 ~ 10 只。

3. 药效评价

使用测量瘤径的方法，动态观察动物移植瘤的肿瘤生长状况。

C57BL/6 裸鼠以皮下给药，给药 14 d。肿瘤直径的测量次数为每隔一天测一次。为第 1 d, 3 d, 5 d, 7 d, 9 d, 11 d, 13 d 测量。每次每只裸鼠给药体积为 0.2 ml。阴性对照组尾静脉注射等量生理盐水。给药 14 d 后（或根据要求确定给药天数），脱颈处死，手术剥取瘤块称重。

肿瘤体积（tumor volume，TV）的计算公式为：$TV = 0.52 \times a \times b^2$，其中 a、b 分别表示测量肿瘤的长和宽。

根据测量的结果计算出相对肿瘤体积（relative tumor volume，RTV），计算公式为：$RTV = Vt/V_0$。其中 V_0 为分笼给药时（即 d_0）测量所得肿瘤体积，Vt 为每一次测量时的肿瘤体积。抗肿瘤活性的评价指标为相对肿瘤增殖率 T/C（%），计算公式如下：

$$T/C \ (\%) \ = \frac{T_{RTV}}{C_{RTV}} \times 100\%$$

T_{RTV}：治疗组 RTV；C_{RTV}：阴性对照组 RTV。

根据肿瘤重量称量的结果计算肿瘤抑制率（antitumor inhibition ratio）为：$(m - m_t)/m$（m 为阴性组平均瘤重，m_t 为治疗组平均瘤重）。

统计学处理：应用 SPSS 17.0 统计软件对数据进行统计分析，以（mean ± SD）表示。

【本节注意事项】

（1）B16F10 细胞需用胎牛血清培养，细胞状态将直接影响成瘤速度，细胞状态越好，第一步体内活化时肿瘤生长越快，第二步转接时生长也会越快；阴性对照组生长越好，治疗组越容易有效果，肿瘤生长不良时，治疗组很难有治疗效果；根据指导原则，如对照组小鼠肿瘤平均瘤重小于 1g，或者 20% 小鼠肿瘤质量小于 400 mg，则实验作废。

（2）转接肿瘤时保证每只小鼠接瘤量一致，每次吸取细胞悬液时要先摇匀。

（3）当肿瘤的平均体积达到 40～60 mm³时开始治疗，因为黑色素瘤是恶性肿瘤，发生发展速度都很快，太晚治疗达不到明显的治疗效果。

（4）分组时要求随机分组，保证各组平均值相近的同时要保证各组 SD 值相近，分组不匀会导致实验误差很大。

（5）黑色素瘤发展较快，治疗后期肿瘤容易破裂出血导致老鼠发炎而死亡，抓取小鼠时需小心，不能挤压到肿瘤组织。

（6）测量肿瘤体积时需由同一个人操作，以减少误差，同时要求测量时手法一致，避免不同时间测量的误差。

（7）由于黑鼠移植瘤模型建立过程中肿瘤生长较快，实验后期，老鼠死亡偏多，因此实验分组时阴性组为 12 只，其他组为 10 只。

（浦春艳）

第六节　血管抑制剂联合奥沙利铂对肝癌裸鼠移植瘤模型的药效实验研究

一、实验目的及原理

目的：熟悉并掌握裸鼠移植瘤模型建立的方法；并评价血管抑制剂联合奥沙利铂对人肝癌细胞 SMMC-7721 裸鼠移植瘤的效果。

原理：血管抑制剂对肝癌具有确定的治疗作用，而奥沙利铂对消化道肿瘤亦有确定的疗效，两者联合应用能否对肝癌有更好疗效值得探讨，故本实验利用肝癌细胞株建立了人肝癌移植瘤模型，观察联合奥沙利铂应用对肝癌移植瘤的抑制作用，为两药在临床上的联合应用提供初步依据。

二、实验材料

1. 实验仪器

CO_2培养箱，细胞培养瓶，裸鼠饲养笼，游标卡尺，天平，直尺。

2. 实验试剂

胎牛血清（FBS），磷酸盐缓冲液（PBS），0.25% 胰蛋白酶，生理盐水。

3. 实验动物

BALB/c 裸小鼠，SPF 级，周龄：4～5 周；体重：16～18 g；性别：

雌性。

4. 肿瘤细胞

人肝癌细胞 SMMC-7721。

三、实验方法

（一）肿瘤细胞培养

人肝癌细胞 SMMC-7721，用含 10% FBS 的 DMEM 于 37 ℃、5% CO_2 培养箱中培养，大约每 2 天传代一次。

（二）裸鼠移植瘤模型建立

PBS 洗涤培养的细胞后用 0.25% 胰蛋白酶进行消化，离心去上清，收集细胞。然后用无血清 DMEM 重悬，洗涤 1 ~ 2 遍，进行细胞计数，调整细胞浓度为 1×10^7 个/ml。在裸小鼠右侧腋下接种细胞悬液 0.2 ml。接种后逐日观察肿瘤生长情况，待肿瘤体积长到 80 ~ 100 mm^3 时，按瘤体积分组后进行给药。

（三）给药方案

给药方案见表 3 - 3。

表 3 - 3　给药方案

组别	给药设置	给药天数、剂量及方式
1	生理盐水	1 d ~ 21 d，0.2ml，两天一次，皮下注射（ih）
2	奥沙利铂（中）	1 d，15 mg/kg（总量），0.2 ml，尾静脉注射（iv）
3	奥沙利铂（低）	1 d，7.5 mg/kg（总量），0.2 ml，尾静脉注射（iv）
4	血管抑制剂（高）	1 d ~ 21 d，适当剂量及次数，0.2 ml，皮下注射（ih）
5	血管抑制剂（中）	1 d ~ 21 d，适当剂量及次数，0.2 ml，皮下注射（ih）
6	奥沙利铂（中） 血管抑制剂（高）	1 d ~ 21 d，奥沙利铂 15 mg/kg（总量），尾静脉注射（iv）； 血管抑制剂，适当剂量及次数，0.2 ml，皮下注射（ih）
7	奥沙利铂（中） 血管抑制剂（中）	1 d ~ 21 d，奥沙利铂 15 mg/kg（总量），尾静脉注射（iv）； 血管抑制剂，适当剂量及次数，0.2 ml，皮下注射（ih）
8	奥沙利铂（低） 血管抑制剂（高）	1 d ~ 21 d，奥沙利铂 7.5 mg/kg（总量），尾静脉注射（iv）； 血管抑制剂，适当剂量及次数，0.2 ml，皮下注射（ih）
9	奥沙利铂（低） 血管抑制剂（中）	1 d ~ 21 d，奥沙利铂 7.5 mg/kg（总量），尾静脉注射（iv）； 血管抑制剂，适当剂量及次数，0.2 ml，皮下注射（ih）

（四）药效评价

1. 肿瘤体积及抑制率

肿瘤体积（tumor volume，TV）的计算公式为：

$$TV = 1/2 \times a \times b^2$$

式中，a、b分别表示长宽。

根据测量的结果计算出相对肿瘤体积（relative tumor volume，RTV），计算公式为：

$$RTV = V_t/V_0。$$

式中，V_0为分笼给药时（即d_0）测量所得肿瘤体积，Vt为每一次测量时的肿瘤体积。抗肿瘤活性的评价指标为相对肿瘤增殖率T/C（%）。计算公式如下：

$$T/C（\%）= \frac{T_{RTV}}{C_{RTV}} \times 100\%$$

式中，T_{RTV}为治疗组RTV；C_{RTV}为阴性对照组RTV。

根据《细胞毒类抗肿瘤药物非临床评价的技术指导原则》，评价标准为T/C（%）>40%为无效；T/C（%）≤40%，并经统计学处理与阴性对照组相比$P<0.05$为有效。

抑制率（%）=（阴性对照组平均体积—给药组平均体积）/阴性对照组平均体积×100%。

每两天用游标卡尺测一次瘤体积，根据体积抑瘤率可动态观察各给药组的抑瘤效果。

2. 肿瘤瘤重及抑瘤率

抑瘤率（%）=（阴性对照组平均瘤重—给药组平均瘤重）/阴性对照组平均瘤重×100%。

给药21 d后，完成治疗。对裸小鼠剖瘤，并对剖出的瘤进行称重。计算出瘤重抑瘤率。

3. 裸小鼠体重和存活情况

每两天测一次小鼠体重，观察小鼠体重变化情况和生长状态，目的在于检测药物的毒副作用。

4. 病理学检验和免疫组化分析

经HE染色，观察肿瘤的形态及坏死情况。分别选用CD31和CD105抗体进行免疫组化染色，拍片，定性观察药物对血管和新生血管的抑制作用。

5. 联合作用评价

采用金氏公式评价两种药物的联合作用。金氏公式表达式：

$$q = \frac{E（A+B）}{EA+EB—EA \times EB} \quad \frac{实测合并效应}{预期合并效应}$$

式中，*EA*、*EB* 分别表示 A 和 B 两种药物单独用药的效应；$E(A+B)$ 表示药物 A 和药物 B 联合用药的效应。

通过判读 *q* 值来评价二药物在联合使用后的治疗效果是否优于单独给药。如果 *q* 在 0.85 ~ 1.15 之间为单纯相加，*q* > 1.15 为协同作用，*q* < 0.85 为拮抗作用。

6. 统计学处理

采用 SPSS12.0 软件中配对样品 *t* 检验分析（Paired-samples t test），实验数据以均值加减标准差表示（$\bar{x} \pm s$），$P < 0.05$ 为显著差异，$P < 0.01$ 为极其显著差异。

【本节注意事项】

（1）由于细胞需要量大，培养细胞时既要保证细胞数量，也应保证细胞状态。

（2）裸鼠尾静脉注射关键操作步骤（图 3 - 1）。

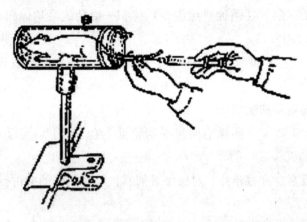

图 3 - 1　裸鼠尾静脉注射示意图

①固定小鼠：最简单的固定方法就是把小鼠放在盒子里面，尾巴伸在盒盖外面，用手抓住小鼠尾巴，轻轻往外拽，即可将小鼠固定。另外一种固定方法是用一个小圆筒（要保证圆筒比较结实，而且可以被固定在铁架台上，方便操作），圆筒的一端有个可卸下的盖子，盖子中间有个小孔，可以让小鼠的尾巴伸出（中间的小孔可以用胶布缠一下，防止锐利的边缘割伤小鼠尾巴）。另外一端可以采用金属网结构，网的形状可以做成子弹头形状。网状结构可以让光线透过，方便小鼠钻进圆筒里面。圆筒的长度约10 cm，直径 3 ~ 4 cm，可以做成系列长度和直径的圆筒，适合不同大小的小鼠。

②注射前采用酒精棉球擦拭或者采用温水浸泡的方法使小鼠的血管充盈。若小鼠的血管不明显，推荐采用温水浸泡的方法，水温以不烫手为宜。温水浸泡 2~3 min 后，取出小鼠尾巴，用干棉球擦拭。待血管充盈，酒精棉球擦拭后即可进针。若血管还不充盈，可以反复用温水浸泡，切不可冒险注射。

③小鼠尾部共有四条血管，一般左右的两条静脉比较容易注射，优先选择。一般要求进针部位靠近小鼠的尾端，保证注射失败时有新的进针点可以选择。一般以小鼠尾巴下 1/3 的位置为宜。进针部位太靠下，操作难度越大。

④进针时，左手食指和拇指固定住小鼠的尾巴，进针点靠近拇指指甲。针头和血管呈约 30°角，针尖斜面朝上，轻轻挑，刺入皮肤后针头立即和血管平行，左右轻轻晃动针头，确定针头在血管内，即可推注药液。正常情况下，推注的过程应没有明显阻力，血管也不会鼓起，推液时动作宜轻柔，若发现血管鼓起，表明针头没有刺入血管，需立即拔出针头重新进针。

（3）配药注意的环节

①所有药物要一次性配好 21d 用量，血管抑制剂溶液配好后放在—20 ℃冰箱里保存，用之前取出常温溶解。多西他赛保存在 4 ℃冰箱里，血管抑制剂类药物切记不要反复冻融，以免药物失活。

②蛋白多肽类药物溶解的过程一般要缓慢少量，切记不要一次性溶解大量药物，以免形成絮状沉淀，影响药物活性。

（4）把握好接瘤的时机。根据细胞数量和状态预测接瘤的时间，并提前一周安排好裸鼠的订购，要求 5 周龄（周龄小容易成瘤），并饲养观察几天裸小鼠的状态。

（5）在收集细胞悬液时，用无血清 DEME 培养基洗涤 1~2 次，目的是减少细胞悬液中的血清成分（接种时可能会引起小鼠免疫反应）。

（6）收集好的细胞应尽快注射接种（保持细胞活力），最好两人配合，一人负责收集细胞，一人负责立即接种细胞。

（7）皮下注射前，应先摇匀细胞悬液（保证接种量均一），注射时要防止漏液。当接种一定数量后，注射器针头会堵塞，此时应更换注射器。

（8）待肿瘤长到 70~80 mm³（太小会呈假阳性）开始分组给药。测瘤体积时，全程都应是同一个人操作，以减少实验误差。

（9）剖瘤后，及时将选好的瘤组织浸泡在福尔马林溶液中并固定。

（10）免疫组化结果要求图片清晰，每组至少 5 张，才能较好的客观反映药效。

（11）拍照时应按瘤体积的大小依次排列并在瘤的下面放置直尺与做好标签。

（何俊劲　王佳艺）

第七节　乳腺癌肺转移模型的建立

一、实验目的及原理

目的：学习应用活体内光学成像技术观察裸鼠乳腺癌模型的建立，其以 sunitinib 给药为例检测药物对乳腺癌转移的抑制作用。

原理：将携带荧光素酶（luc）基因的乳腺癌细胞 MDA-MB-231-luc 原位接种至 Balb/c 裸鼠，采用"活体内光学成像系统"观察，每组选取一只具有代表性的小鼠，摘眼球处死后，取其肺组织进行石蜡包埋、切片，用苏木精和伊红试剂进行 HE 病理染色及免疫组化，镜下观察。

二、实验材料

1. 实验器材

CO_2 培养箱，磁力搅拌器，Caliper IVIS Spectrum 动物活体成像系统，超净台，细胞培养瓶，超纯水制备仪，全自动高压蒸汽灭菌锅，小型离心机，倒置显微镜，0.22 μm 滤膜。

2. 实验试剂

Zeocin 培养基，荧光素，磷酸盐缓冲液（PBS），NaCl，Tween 80，MEM 培养基，胰岛素，丙酮酸钠，苯甲醇，苏木精，伊红。

3. 实验动物

Balb/c 无胸腺裸小鼠，6~8 周龄，16~20 g，饲养于 SPF 级环境（恒温 22~25 ℃，恒湿 50%~65%，饮用水、饲料及实验用品均经灭菌消毒处理）。

三、实验方法

（一）MDA-MB-231-luc 细胞体外培养

（1）配制 Zeocin 母液，浓度为 1 mg/ml，0.22 μm 滤膜过滤除菌。—20 ℃保存备用。

（2）MDA-MB-231-luc 细胞筛选

1）细胞培养：人乳腺癌细胞 MDA-MB-231-luc 培养于含 0.5% 胰岛素、1% 丙酮酸钠、1% MEM 非必需氨基酸、10% FBS 的 MEM 培养基中，置于 5% CO_2 培养箱，37 ℃培养。

2）传代 2~3 次，当细胞生长至对数期，80% 汇合度时，加入 Zeocin 母液，使终浓度达到 50 μg/ml。待细胞长满后，以 1∶1 的比例传代，培养基仍为含 50 μg/ml zeocin 的完全培养基，如此处理 10 d 左右。

（二）乳腺癌 MDA-MB-231-luc 肿瘤肺转移模型的建立

1. 实验准备

（1）荧光素溶液配制：取 1 瓶荧光素（100 mg），加入 6.67 ml 无菌 PBS（15 mg/ml，100 × 存储液），过滤除菌，分装，0.7 ml/管。

2. sunitinib 给药载体配制

（1）取 50 ml 双蒸水加热，在磁力搅拌器上剧烈搅拌，加入 0.5 g 羧甲基纤维素钠，待其完全溶解，加入 1.8 g NaCl，再逐滴加入 400 μl Tween 80，待其溶解。

（2）取 40 ml 双蒸水，逐滴加入 900 μl 苯甲醇，用移液器吹打直至所有液滴完全溶解。

（3）将苯甲醇溶液缓缓倒入步骤（1）的溶液中，得到澄清透明的溶液。

3. 离心管的选择

用于尾静脉接瘤的细胞在传代过程中要用塑料离心管，因为玻璃离心管的盖子和瓶口容易产生碎渣，进入细胞悬液中可引起小鼠血管栓塞而死亡。

4. 实验步骤

（1）将已至对数生长期的 MDA-MB-231-luc 细胞，用无血清的 MEM 培养基调整细胞浓度至 5×10^6 个/ml，Balb/c 裸鼠尾静脉注射，每只 0.2 ml 细胞悬液。

（2）将经尾静脉注射肿瘤细胞的 Balb/c 裸鼠，随机分组。于肿瘤接种后次日给药。

（3）记录每天小鼠的生存情况，用 SPSS 10.0 进行分析，做出每组小鼠的 Kaplan-Meier 生存曲线，比较每组小鼠的生存率差异。

（4）在第 1 d、7 d、21 d 利用 Caliper IVIS Spectrum 动物活体成像系统检测小鼠肺部和腹部的生物发光。腹腔注射 D-荧光素钾盐存储液，每只小鼠注射 10 μl/g [150 mg/(kg·d)]。注射 10~15 min 后，将小鼠麻醉，使其仰卧，以四肢不挡住发光部位为宜，检测小鼠生物发光值。

（5）在第 21 d 测完生物发光后，根据生物发光的数据，每组选取一只具有代表性的小鼠，摘眼球处死后，取其肺组织进行石蜡包埋、切片，用苏木精和伊红试剂进行 HE 病理染色及免疫组化，镜下观察。

【本节注意事项】

（1）由于 Zeocin 对细胞状态影响较大，所以选择低浓度的 Zeocin 进行细胞筛选。

（2）筛选时细胞状态较差，甚至有些细胞裂解死亡，所以传代次数不能过多。

（3）在离心时要降低转速和时间，如 600 r/min，3 min，可以分离死亡的细胞和状态差的细胞。

（4）培养基的用量可能会影响细胞的生长状态，如 MDA-MB-231-luc 细胞用 10 ml 培养基培养时，细胞不透明，状态较差，第二天需要换液；当加 20 ml 培养基时，细胞变透明，状态变好，则不需要换液。

（5）用 Zeocin 处理的细胞状态较差，用不含 Zeocin 的完全培养基调整细胞状态至透明度好、增殖速度快，方可用于建立肿瘤转移模型。

（6）细胞消化时要充分，大约 3～5 min，否则细胞聚集成团，不易分散。

（7）消化离心下来的细胞用无血清培养基重悬，计数后，离心洗涤 1 次。

（8）用含 0.1% BSA 的空白培养基重悬细胞，调整细胞浓度至 5×10^6 个/ml。BSA 可以防止细胞聚集成团。

（9）尾静脉接瘤时，0.2 ml 细胞悬液要分两次接种，否则容易引起小鼠肺栓塞死亡。

（10）接过肿瘤细胞的小鼠体质较弱，当天体重下降约 1～2 g，sunitinib 副作用较大，如果当天给药，容易导致小鼠死亡，所以选择接瘤次日给药。

（11）腹腔注射时注意小鼠体位，防止扎到内脏。

（12）监测时，将小鼠摆放整齐，四肢不可挡住发光部位，否则影响数据的可信度。

（13）在小鼠出现死亡后进行最后一次生物发光检测。

（14）组织固定时最好选用多聚甲醛，也可用中性甲醛固定液。

（15）包埋时温度不可过高，否则会破坏肺组织，可选择熔点低的石蜡，一般水浴温度选择其熔点。

（王文静）

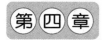

蛋白多肽药物临床前药物代谢动力学研究

非临床药代动力学是应用动力学原理与数学模型，定量描述药物的吸收、分布、代谢和排泄（Absorption，Distribution，Metabolism，Excretion，简称 ADME）过程随时间变化的动态规律，获得药物药代动力学参数的一门学科。

非临床药代动力学研究在新药的研发与评价过程中起着非常重要的作用。在药物制剂学研究中，剂型选择时需考虑 PK 因素，通过 PK 比较研究考察处方工艺的合理性，通过制剂学手段改变药物的 PK 性质。在药效学和毒理学评价中，需要探索研究药物浓度与药效/毒性的关系（PK/PD、PK/TK 研究）；药效/毒性反应的种属差异在 PK 方面的原因；不同给药途径与药效的关系；可能的毒性靶器官等。在临床试验中，非临床药代动力学研究结果能为设计和优化临床试验给药方案提供重要的参考信息。

由于基因工程技术和多肽合成技术的飞速发展，蛋白多肽类药物的数量也急剧增多，治疗疾病种类越来越多，其疗效也越来越受到肯定。蛋白多肽类药物的临床药代动力学是药物临床研究的重要内容，多肽药物与化学药物的药代动力学评价有诸多不同，最为突出特点是外源多肽药物和内源性多肽都由氨基酸组成，结构相似很难区别；有些多肽都是内源性物质，药代动力学研究时首先需考察基线水平；另外部分多肽药物可能引发免疫反应，进而产生干扰药代动力学过程的抗体。在多肽药物药代动力学研究中，目标多肽给药量小，血浆浓度极低，而体内各种内源性蛋白多肽含量丰富，这种干扰使目标分子的准确测量非常困难，其药代动力学研究测定方法必须有高度专属性、灵敏度、较高精密度及准确度。这些是蛋白多肽类药物药代动力学研究的困难和特殊性。蛋白多肽药物药代动力学检测目前常用的三种方法是：同位素标记结合物理化学的分离分析法、免疫学分析法及生物检定分析法。实践应按具体情况选用一种或多种分析方法，提供方法学可靠性的科学依据。非临床研究时最好选用或建立临床药代动力学分析方法，这将有利于比较动物与人药代动力学的差异。虽然国外有用同位素标记方法进行临床药代动力学研究的报道，但是临床研究一般多选用免疫学测定方法及生物检定测定方法。

蛋白多肽类药物由于具有生物活性高、特异性好等优点，已成为现代医药产品中非常重要的组成部分。然而在临床应用中，蛋白多肽类药物还存在着一些问题，如：半衰期较短，容易被循环系统清除；免疫原性较强，易引发变态反应；稳定性较差，容易被降解；水溶性较差，给药途径受限等。目前解决这些问题的最佳方法是利用聚乙二醇（PEG）进行结构修饰。PEG 修饰改变了蛋白多肽类药物的理化性质，进而影响药物在体内的药代动力学行为，因此 PEG 修饰蛋白质多肽类药物的药代动力学研究成为筛选 PEG 修饰药物的重要评判指标受到广泛的关注。

在药物代谢过程中，代谢酶是影响药物体内过程的重要生物体系。体外试验体系是评价药物代谢酶的有力手段，应结合体内试验，综合评价药物的处置过程。细胞色素 P450 超家族（Cytochrome P450 proteins，CYP）是人体内代谢药物主要的酶，它们催化多种内、外源物质的（包括大多数临床药物）代谢。对细胞色素 P450 同工酶（CYP1A2、CYP2B6、CYP2C8、CYP2C9、CYP2C19、CYP2D6、CYP3A4 等）抑制的考察可以通过使用类药性探针底物（Drug – like Probe Substrate）完成，药物对 P450 酶的诱导应该重点对 CYP3A4 以及 CYP1A2、CYP2B6 进行评估。体外诱导试验可运用人肝细胞多次给药后相关 mRNA 表达和/或酶活性的变化进行评价。

第一节　ELISA 法检测蛋白多肽及 PEG 修饰蛋白多肽药物浓度的方法学建立

一、实验目的及原理

目的：学习间接竞争 ELISA 法测定小分子的基本原理，掌握间接竞争 ELISA 法实验步骤，掌握 ELISA 方法学建立的过程，建立合理的检测血液药物浓度的方法监测血药浓度，为指导临床用药提供参考；掌握生物样品的收集及前处理方法，了解 PEG 修饰蛋白多肽药物在体内的代谢规律和特点。

原理：酶联免疫吸附剂测定（Enzyme linked immunosorbent assay，ELISA）属免疫测定，免疫测定可以通过抗原抗体反应检测体液中的抗体或抗原性物质。由于免疫反应具有可逆性、特异性、敏感性，因此其应用范围极广，在临床检验中使用广泛。在测定时，受检标本（测定其中的抗体或抗原）与固相载体表面的抗原或抗体起反应。用洗涤的方法使固相载体上形成的抗原抗体复合物与液体中的其他物质分开。再加入酶标记的抗原或抗体，也通过反应而结合在固相载体上。此时固相上的酶量与标本中受检物质的量呈一定的比例。

聚乙二醇（PEG）是一类具有良好的生物相容性，无毒、无抗原性的大分子聚合物。蛋白质或多肽药物经 PEG 修饰后，不仅其主要的生物学功能保持不变，而且在体内循环半衰期、清除时间延长，免疫原性和抗原性降低及毒性减小等，大大提高了药用蛋白和多肽的生物利用度，扩大临床使用范围，使较小剂量蛋白多肽药物就能取得持久临床药效。

ELISA 法检测抗原主要有两种方法：双抗体夹心法测抗原和竞争法测抗原。这两种方法的原理介绍如下：

1. 双抗体夹心法测抗原

将特异性抗体与固相载体偶联形成固相抗体，洗涤除去未结合的抗体，加入样本，样本中的抗原与固相抗体结合，形成固相抗原抗体复合物，洗涤除去未结合物质；加入酶标抗体，固相免疫复合物上的抗原与酶标抗体结合，彻底洗涤未结合的酶标抗体，此时固相载体上带有的酶量与样本中抗原的量呈正相关；加底物显色，固相上的酶催化底物产生有色产物，通过比色，测定样本中抗原的量。

2. 竞争法/间接竞争法测抗原

双抗体夹心法测抗原，需要抗原分子具备两个或两个以上的抗原表位供两个抗体结合，而小分子抗原或半抗原因缺乏可作夹心法的两个以上的位点，无法应用双抗体夹心法进行测定，此时竞争法/间接竞争法模式就成为一种有效的检测方法。其原理是标本中的抗原和一定量的酶标抗原竞争与固相抗体结合。标本中抗原量含量愈多，结合在固相上的酶标抗原愈少，最后的显色也愈浅。小分子激素、药物等 ELISA 测定多用此法。

其基本操作步骤如图 4-1 所示。

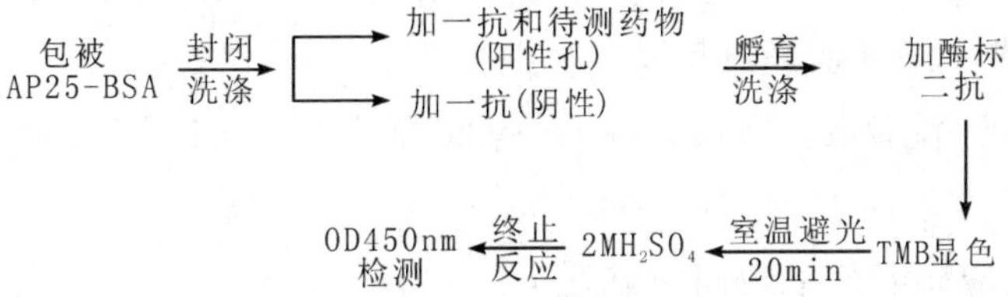

图 4-1 间接竞争 ELISA 的基本步骤

在前期，实验室需要准备并获得稳定的产生药物单克隆抗体的细胞株。单抗经纯化后通过 ELISA 法测得单抗效价应 >100000。

二、实验材料

1. 实验器材

酶标仪，微量可调移液器，台式高速离心机，电子天平，数显恒温水浴锅，烘箱，恒温震荡器，超声破碎仪，手术剪，镊子，大鼠饲养笼，游标卡尺。

2. 实验试剂

磷酸盐缓冲液（PBS），醋酸盐缓冲液（CBS），生理盐水，多肽类药物（本实验以 AP 25 为例），AP 25 单克隆抗体，羊抗小鼠抗体 IgG – HRP，人内皮抑素（Endostatin）溶液，25% 戊二醛，牛血清白蛋白（BSA，纯度 >98%），人血清白蛋白（HSA，纯度 >98%）0.9% 氯化钠注射用水，戊巴比妥钠，NaOH，HCl，95% 乙醇，$Na_2HPO_4 \cdot 12H_2O$，$Na_2HPO_4 \cdot 2H_2O$，KH_2PO_4。

3. 实验动物

SD 大鼠：SPF 级，雌雄各半，（220 ± 30）g。

4. 主要试剂的配置

（1）PBS

1）PBS 贮存液（10 ×）：NaCl 8.5 g，KCl 0.2 g，$Na_2HPO_4 \cdot 12H_2O$ 2.85 g（或 $Na_2HPO_4 \cdot 2H_2O$ 1.13 g），KH_2PO_4 0.27 g，溶于 100 ml 去离子水中，浓盐酸调节 pH 值至 7.2。

2）PBS 使用液（1 ×）：取贮存液 50 ml 加去离子水 450 ml 即可，置室温或 4 ℃保存备用。

（2）抗原包被液（CBS，1 ×）：称取 Na_2CO_3 1.59 g，$NaHCO_3$ 2.93 g，去离子水 950 ml，调节 pH 值至 9.6，加去离子水定容至 1000 ml，4 ℃保存。

（3）封闭液：称取 10 g 脱脂奶粉，溶解于 100 ml PBS 中，混匀，4 ℃保存备用（4 ℃保存不宜超过 3 天）。

（4）PBST 洗脱液：将 0.5 ml Tween 20 加入 1000 ml 的 PBS 中，混匀，室温保存备用。

（5）反应终止液（2 mol/L 硫酸）

量取 10 ml 浓 H_2SO_4 缓慢加入 90 ml 双蒸水中。

（6）0.15 g/ml 甘氨酸溶液配制：取 1.5 g 甘氨酸溶于 10 ml 纯净水，0.45 μm 微孔滤膜过滤。

（7）1.5% 的戊巴比妥钠，量取 100 ml 纯水加 1.5 g 药物，大鼠剂量为 30 mg/kg，即 0.2 ml/100 g。

三、实验方法

（一）多肽（PEG-修饰）药物浓度检测 ELISA 方法学建立

1. 偶联抗原的制备

采用戊二醛法偶联：

（1）根据偶联量加入 0.5 ml 多肽（PEG-修饰）药物（4 mg/ml），并加入 0.5 ml 蛋白浓度为 2 mg/ml 的 BSA 溶液，混匀；

（2）取 4 ℃避光保存的 25% 戊二醛 50 μl，加去离子水至 5 ml，混匀。取 120 μl（缓慢滴加）加入反应体系，放到转盘上，避光，以 20 S/圈的转速旋转 4 h；

（3）加入 1mol/L 甘氨酸(pH7.2) 16 μl，再次放到转盘上转动反应 1 h；

（4）补加 0.5 ml 对应多肽，使最终的检测浓度为 0.6 mg/ml。

2. 间接竞争 ELISA 基本程序

（1）包被：将多肽-BSA 用包被液以一定浓度稀释，加入酶标板中，每孔 100 μl，4 ℃过夜。

（2）洗板：将包被液弃去，每孔加入 400 μl 洗液，洗涤 3 次，每次 3 min，拍干。

（3）封闭：每孔加入 200 μl 封闭液，37 ℃水浴放置 1.5 h，重复洗板过程，拍干。

（4）加标准品和抗体：酶标板中先加不同浓度的 50 μl AP 25 标准品，再加入 50 μl 一定浓度的单抗，设 4 个复孔，于 37 ℃摇床震荡混匀 2 min，再移至 37 ℃水浴放置 1 h，进行反应。重复洗板过程，拍干。

（5）与酶标二抗反应：加入一定浓度的 HRP 酶标山羊抗小鼠 IgG，每孔 100 μl，37 ℃温育 1 h，重复洗板过程，拍干。

（6）加入底物：每孔加入 100 μl TMB 显色液，室温避光显色 20 min。

（7）终止：每孔加入 50 μl 终止液，终止反应。

（8）检测：用酶标仪读取各孔 OD_{450} 值。

3. 包被条件及稀释液的确立

采用三种包被条件包被 AP 25（PEG-修饰）-BSA：4 ℃过夜、37 ℃水浴

1 h、37 ℃水浴 2 h，比较竞争抑制率（以各浓度多肽抑制的 OD_{450} 值记为 B，其中无多肽抑制时的 OD_{450} 记为 B_0，竞争抑制率为 $1 - B/B_0$），确定最佳包被条件。

采用 4 种稀释液稀释抗体：10% 脱脂乳（PBS）、5% 脱脂乳（PBS）、PBS、PBST，比较竞争抑制率（以各浓度多肽抑制的 OD_{450} 值记为 B，其中无多肽抑制时的 OD_{450} 记为 B_0，竞争抑制率为 $1 - B/B_0$），确定最佳稀释液。

4. 包被抗原和单抗工作浓度的确立

用方阵法确定包被抗原和单抗最佳工作浓度，具体操作为分别将 AP 25-BSA 作 1∶25，1∶50，1∶100，1∶200，1∶400，1∶800，1∶1600，1∶3200，1∶6400，1∶12800，1∶25600 系列稀释纵向包被；经封闭洗涤后，单抗也 1∶250，1∶500，1∶1000，1∶2000，1∶4000，1∶8000，1∶16000，1∶32000 做梯度稀释按横排加样，孵育洗涤后，加 1∶2000 稀释的酶标二抗，最后选择 OD_{450} 值为 0.7~1.3 之间的稀释倍数作为理想的工作浓度。

5. 酶标二抗工作浓度的确立

以包被抗原和单抗工作浓度的确立包被抗原和单抗的浓度为最佳工作浓度，对建立的 ELISA 方法进行酶标二抗稀释比的优化，设置酶标二抗浓度分别为 1∶500，1∶1000，1∶2000，1∶4000，1∶8000，做间接竞争 ELISA 测定吸光度值，同样选择 OD_{450} 值等于 1.0 左右的稀释倍数作为理想的工作浓度。

（二）**药动学预实验**

选取 3~5 只动物按照以上程序进行预实验，初步验证测定方法的质控标准，确定给药后的采样点、时间设置点，优化检测方法在实际应用中的操作过程。

（三）**方法学验证**

1. ELISA 检测基质的制备

（1）SD 大鼠血浆的制备

采 SD 大鼠全血 0.5 ml，肝素抗凝，12000 r/min，2 min 离心分离血浆，吸取上清血浆各 200 μl 与 80 ℃预热的 PBS（0.05 mol/L pH 7.4）缓冲液 600 μl 混匀，80 ℃水浴 30 min，12000 r/min 离心 2 min，取上清液备用。

（2）SD 大鼠组织匀浆的制备

取 SD 大鼠心、肝、脾、肺、肾、脑、胃、肌肉、睾丸、卵巢等组织，与生理盐水按 1∶5（$W:V$）混合，膀胱组织与生理盐水按 1∶10（$W:V$）混合，匀浆，12000 r/min 离心 2 min，取上清液备用。

（3）SD 大鼠排泄物处理：①胆汁：SD 大鼠禁食，自由饮水。腹腔注射

1.5%戊巴比妥钠（30 mg·kg^{-1}）麻醉，进行总胆管插管，插管收集 SD 大鼠胆汁，取大鼠胆汁与生理盐水混合（$V:V=1:1$），80 ℃水浴 30 min，12000 r/min 离心 2 min，取上清液备用。②SD 大鼠放入大鼠代谢笼中，自由饮水，进食。收集空白 SD 大鼠尿液，取大鼠尿液 80 ℃水浴 30 min，12000 r/min 离心 2 min，取上清液备用。③用代谢笼收集空白 SD 大鼠粪便，取空白大鼠粪便与生理盐水混合（$W:V=1$ g$:5$ ml），匀浆，12000 r/min 离心 2 min，取上清液备用。

2. 标准曲线的制作

用 1 中制备处理的血浆、组织匀浆、排泄物稀释 AP 25（PEG-药物）配成一系列浓度（如 640、320、160、80、40、20、10 ng/ml）的溶液，取上清液，根据以上优化得到的最佳包被抗原浓度、最佳抗体稀释倍数及酶标二抗工作浓度，进行间接竞争 ELISA 测定，制作标准曲线。以各浓度药物抑制的 OD_{450} 值记为 B，其中无多肽抑制时的 OD_{450} 记为 B_0。（$1-B/B_0$）% 值与 IgC 多肽成线性回归关系，从而可计算回归曲线的方程及相关系数。

3. 灵敏度的测定

在一块包被好的酶标板上随机选择 10 个孔做零标准品 ELISA 检测。计算 10 个 OD_{450} 值的平均值（OD_{450}）和标准差（SD），按照下式计算灵敏度（Y）：$Y=[(OD_{450}-2SD)/OD_{450}]\times100\%$。将 Y 值代入标准曲线回归方程，计算出对应的 AP 25 质量浓度，即为该方法理论上的检测下限。

4. 特异性测定

选用人内皮抑素（Endostatin）、牛血清白蛋白（BSA）做特异性实验。每种物质配置系列稀释液（梯度稀释），按建立的最佳竞争 ELISA 法测定与上述物质的交叉反应性。以多肽药物的 IC_{50} 与上述每种物质的半数抑制浓度 IC_{50} 的百分比作为其交叉反应率。

5. 精密度

（1）批内误差：每一个标准品浓度设置 3~4 个重复，以其批内变异系数（CV）表示批内误差。批内变异系数（CV）表示，即 $CV=$ 平均值/批内平均结合率 $\times100\%$。

（2）批间误差：重复上述操作，连续 3 次以其批间系数表示批间误差。

6. 回收率测定

用 1 中制备处理的血浆、组织匀浆、排泄物稀释 AP 25（PEG-药物）配成高、中、低（500、160、20 ng/ml）的工作液，取上清液做间接竞争

ELISA 检测。每个浓度重复 3 次，测得值与理论值之间比值的百分比即是回收率。

7. 实验数据分析处理

以阴性 SD 大鼠血浆为空白对照，计算待测血样的抑制率。通过标准曲线拟合方程计算每一样品的浓度。每个剂量组计算平均值和方差。以时间（h）为横坐标，血药浓度（mg/ml）为纵坐标，作浓度 – 时间（$c-t$）曲线。并根据《药物代谢动力学》（王广基，2005 版），采用 Drug And Statistics for Windows（DAS Ver1.0）药代动力学统计软件对数据结果进行分析处理，计算相关药代动力学参数。

以阴性 SD 大鼠相应组织及尿、粪和胆汁为空白对照，计算待测样品的抑制率。通过标准曲线拟合方程计算每一样品的浓度，每个剂量组计算平均值和方差。

（四）统计处理数据，撰写试验报告

对上述实验数据进行统计、分析、比较，得出药动学各参数、药物体内房室模型、体内代谢特征以及药物在体内组织分布和代谢排泄特点。总结以上结果得出体内药代动力学最终结论并撰写试验报告。

【本节注意事项】

（1）实验动物应该到有生产供应许可证的单位购买并应提供实验动物的质量合格证明，及时添加、更换饲料和垫料。新购买的动物需要 3 d 的适应观察。

（2）实验人员在进行动物实验时，必须正确抓取动物，禁止对动物采取突然、粗暴的方法，以免被动物咬伤或造成动物伤亡和应急反应。

（3）动物手术器械和所用物品应提前消毒，手术中尽量无菌操作，手术创口以纱布或绷带固定。动物术后应认真观察有无异常，如有意外死亡应进行检查并记录，查找原因。

（4）给药和血样采集方式选择，一般通过大鼠尾静脉注射给药，然后眼眶取血，眼眶静脉丛取血需要毛细管（点样毛细管就可，最好用内径较小的），取血前毛细管中最好有少量肝素抗凝。一般可以取到 10 个点，每个点可以 0.3～0.4 ml。

（5）血浆的制备，需要加入适量抗凝剂（肝素），加入的量一般为每毫升全血加入 0.1～0.2 g（用生理盐水配制），过多时可能会造成溶血现象。取血前取少量置试管中，旋转使均匀分布，并且干燥使其不影响待测样品体积，加入血样后立即轻轻摇匀（置液氮中或冰浴中，以终止药物代谢，因为血液中同样含有大量的药物代谢酶，常温下药物仍在代谢中）。

（6）血浆和血清的分离最好都在采血后尽快进行，最好置硬质玻璃试管中完全密封后保存。短期保存，4 ℃冰箱即可，长期保存一般置—20 ℃或—80 ℃冰箱中。

（7）ELISA 试验操作的主要注意事项

①冰箱内保存的试剂，在使用前应先恢复到室温，需保存作多次检测的样本，宜少量分装冰存。

②加样前应使溶液充分混匀，并将液体加在 ELISA 板孔的底部，避免加在孔壁上部，注意不可产生气泡。注意保养并定期校正加样使用的微量进样器。

③加样后微孔板应及时温育，尽量缩短加样后温育前的等待时间。

④为避免孔内液体蒸发，可用封板胶将 ELISA 板面密封后进行温育。温育时尽量少开启恒温箱门，不能人为缩短或延长温育时间。

⑤洗板时需保证微孔板平放，将洗涤液注满各孔，尽量避免漏液溢液现象。每次洗板的液体残留量不宜过多，洗完后，应将微孔板在吸水纸上轻轻拍干。

⑥显色剂避免在空气中暴露时间过长，不使用过期显色剂，加显色剂尽量避免溅出孔外。

⑦终止显色完后应及时终止，加终止液时避免出现气泡。

⑧酶标仪不应置于阳光或强光下，使用前预热仪器 15～30 min，操作时室温宜在 15℃～30℃。

（8）标准曲线与定量范围：根据所测定物质的浓度与响应的相关性，用回归分析方法获得标准曲线。标准曲线高低浓度范围为定量范围，在定量范围内浓度测定结果应达到试验要求的精密度和准确度。用至少 5 个浓度建立标准曲线，应使用与待测样品相同的生物介质，定量范围要能覆盖全部待测浓度，不允许将定量范围外推求算未知样品的浓度。建立标准曲线时应同时检测空白生物样品，但计算时不包括该点。

（9）特异性：必须证明所测定的物质是预期的分析物，内源性物质和其他代谢物不得干扰样品的测定。特异性鉴定一般选择具有同源序列的样品测定其与受试药品的交叉反应率，交叉反应率越高说明该物质对方法的的干扰越大，一般交叉反应率小于 0.1% 时可视为没有干扰，即特异性良好。

（10）精密度与准确度：要求选择 3 个浓度的质控样品同时进行方法的精密度和准确度考察。低浓度选择在定量下限附近，其浓度在定量下限的 3 倍以内；高浓度接近于标准曲线的上限；中间选一个浓度。每一浓度每批至少测定 3～5 个样品，为获得批间精密度，应至少连续 3 个分析批次合格。

精密度用质控样品的批内和批间相对标准差（RSD）表示，相对标准差一般应小于 15%，在定量下限附近相对标准差应小于 20%。准确度一般应在 85%～115% 范围内，在定量下限附近应在 80%～120% 范围内。

（11）定量下限：定量下限是标准曲线上的最低浓度点，要求至少能满足测定 3～5 个半衰期时样品中的药物浓度，或 C_{max} 的 1/10～1/20 时的药物浓度，其准确度应在真实浓度的 80%～120% 范围内，RSD 应小于 20%。应由至少 3～5 个标准样品测试结果证明。

（12）样品稳定性：根据具体情况，对含药生物样品在室温、冰冻或冻融条件下以及不同存放时间进行稳定性考察，以确定生物样品的存放条件和时间。还应注意储备液的稳定性以及样品处理后的溶液中分析物的稳定性。

（13）提取回收率：应考察高、中、低 3 个浓度的提取回收率，其结果应精密和可重现。

（李永兵　刘振东）

第二节　药代动力学参数测定及药物组织分布与排泄

一、实验目的及原理

目的：熟练掌握多肽药物在大鼠体内血药 - 时间曲线及药物代谢动力学的测定方法；计算药物在体内的消除半衰期（$t_{1/2}$）、表观分布容积（V_d）、血药浓度 - 时间曲线下面积（AUC）、清除率（CL）等药代动力学参数值；以多肽 AP 25 为模型药物，掌握药物组织分布实验的基本方法，熟练掌握生物样品的收集及前处理方法。

原理：判断一个药物的应用前景特别是市场前景，不单纯是疗效强，毒副作用小；更要具备良好的药代动力学性质。从血药时间曲线可以得到生物半衰期 $t_{1/2}$，表观分布容积 V_d，血药浓度 - 时间曲线下的面积（AUC），生物利用度（F），T_{max}，C_{max} 等参数。药物在体内的分布是指药物经吸收进入体循环后，通过血液和各组织的膜屏障转运至各组织的动态过程。药物分布取决于组织的血流量、药物对脂膜的扩散速度及药物与蛋白质的结合程度。通过组织分布研究，可以了解试验药物在实验动物体内的分布规律、主要蓄积组织或器官、蓄积程度等。组织分布实验通常通过给药后，于一定时间取出各组织或器官，经前处理后，用适宜的方法测定其中药物的含量。药物排泄是指吸收进入体内的药物以及代谢产物从体内排出体外的过程。药物的排泄与药效、药效维持时间及毒副作用等密切相关。当药物的排泄速度增大时，血中药物量减少，药效降低以致不能产生药效；由于药物相互作用或疾病等因素影响，排泄速度降低时，血中药物量增大，此时如不调整药物剂量，往往会产生副作用，甚至出现中毒现象。通过对胆汁、尿液、粪便中原型药物或者药物代谢产物的检测可以有效的反应药物的排泄途径及特征（本实验以多肽 AP 25 为例）。

二、实验材料

1. 实验器材

无菌注射器，台式高速离心机，离心管，组织匀浆器，数显恒温水浴锅，手术剪，透析袋，pH 计，超纯水制造仪，超声波清洗器，电子天平，烘箱，全自动高压蒸汽灭菌锅。

2. 实验试剂

磷酸盐缓冲液（PBS），生理盐水，0.9% 氯化钠注射用水，10% 高氯酸，戊巴比妥钠，NaOH，HCl，95% 乙醇，$Na_2HPO_4 \cdot 12H_2O$，$NaH_2PO_4 \cdot 2H_2O$。

3. 受试动物

SD 大鼠，清洁级，分为高、中、低剂量组，每组 10 只，雌雄各半，体重 220 ~ 250 g。

三、实验方法

1. 测定 SD 大鼠单次静脉注射不同剂量的受试药物后的血药浓度

SD 大鼠 30 只，随机分为 3 组，雌雄各半。尾静脉分别给予受试药物高剂量、中剂量和低剂量，给药前取空白血浆作对照，给药后在各个时间点进行眼眶取血 0.5 ml，肝素钠抗凝，12000 r/min 离心 2 min，吸取上清血浆与预热 PBS（$V:V = 1:3$）混合，80 ℃ 水浴 30 min，12000 r/min 离心 2 min，取上清液测定。

2. 受试药物在 SD 大鼠体内的组织分布实验

SD 大鼠 30 只，随机分成 5 组（5 组时间点分配需要根据血药浓度实验结果来设置），每组 6 只，雌雄各半禁食，自由饮水。尾静脉注射中剂量受试药物，分别在给药后的各个时间点脱白处死，取心、肝、脾、肺、肾、脑、胃、肠、肌肉、膀胱、睾丸、卵巢等脏器，各脏器迅速用清水冲洗、称重，与预冷生理盐水按 1 g：5 ml（膀胱为 1 g；10 ml）混合匀浆，12000 r/min 离心 2 min，取上清液测定。

3. 受试药物在 SD 大鼠体内的排泄实验

（1）受试药物在 SD 大鼠中的胆汁排泄

取 SD 大鼠 8 只，雌雄各半，禁食，自由饮水。腹腔注射 3% 戊巴比妥钠（40 mg/kg）麻醉，进行总胆管插管，尾静脉给予中剂量受试药物，在 0 ~ 2 h、2 ~ 4 h、4 ~ 6 h、6 ~ 10 h、10 ~ 18 h、18 ~ 24 h、24 ~ 36 h（根据药物特性收集样品的时间段需要调整，或者收集更长时间段的样品）收集胆汁。记录体积，取一定量胆汁，80 ℃ 水浴 30 min，12000 r/min 离心 2 min，取上清液测定。

（2）受试药物在 SD 大鼠中的尿粪排泄

取 SD 大鼠 8 只，雌雄各半，尾静脉注射后放入大鼠代谢笼中，自由饮水，进食。尾静脉给予中剂量受试药物。收集时间段 0 ~ 2 h、2 ~ 4 h、4 ~ 6 h、6 ~ 10 h、10 ~ 18 h、18 ~ 24 h、24 ~ 36 h、36 ~ 48 h（根据药物特性收集样品的时间段需要调整，或者收集更长时间段的样品）之间的尿和粪，并记录体积及重量。取一定量尿液，80 ℃ 水浴 30 min，12000 r/min 离心 2 min，取上清液测定；取 1 g 粪便与 5 ml 生理盐水混合，匀浆，12000 r/min 离心 2 min，上清液 80 ℃ 水浴 30 min，12000 r/min 离心 2 min，取上清液测定。

4. 受试药物血浆蛋白结合率实验

用空白血浆配置 50 μg/ml、25 μg/ml、12.5 μg/ml 高、中、低浓度的受试药物溶液。用平衡透析法测定受试药物与血浆蛋白的结合。试验采用截留分子量为 8000 ~ 14000（根据具体受试药物的分子量选择合适的分子截留量的透析袋）为透析袋完成，将透析袋一端折叠，用棉线双股结扎，向透析袋中装入 3 ml 溶液（可以根据具体情况调整内液体积），置于盛有 30 ml PBS（可以根据具体情况调整外液体积）的塑料杯中，根据预实验结果，每份样品在 4 ℃ 透析 24 h 达到透析平衡（平衡时间需要摸索）。每个浓度重复 3 次，透析结束后，用 10% 高氯酸检查透析袋内有无蛋白渗漏，若有蛋白渗漏则此样品弃去。取袋内、外溶液，用 ELISA 方法测定受试药物浓度，并用以下方程计算药物与血浆蛋白结合的程度：

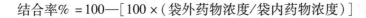

结合率% ＝100—［100×（袋外药物浓度／袋内药物浓度）］

四、实验结果

1. 药时曲线－各时间点药物浓度（表4－1）

表4－1 药时曲线

时间（min）	0.5	1	3	5	7	10	20	30	60	120
浓度（mg/L）	125.03	82.72	55.05	27.80	20.16	17.48	10.91	8.74	5.84	2.91

2. AP 25 静注后的药物动力学参数（表4－2）

表4－2 AP 25 静注后的药物动力学参数

参数	Mean	SD
$t_{1/2}$，$t_{1/2\alpha}$（min）	1.61	0.33
$t_{1/2\beta}$（min）	45.31	5.02
Vd（L/kg）	1.53	0.63
V_1（L/kg）	0.21	0.06
CL（L/min/kg）	0.02	0.01
AUC_{0-t}（mg/L·min）	1146.47	326.68
$AUC_{0-\infty}$（mg/L·min）	1320.02	390.62
MRT_{0-t}（min）	29.59	2.24
$MRT_{0-\infty}$（min）	49.920	7.12
C_{max}（mg/L）	126.11	30.35

3. AP 25 静注后的组织分布（表4－3）

表4－3 AP 25 静注后的组织分布

时间（min）		2	5	10	30	120
组织浓度（ng/g组织）	心脏	67.07	122.53	73.18	68.12	56.08
	肝脏	254.52	468.31	381.29	325.79	219.59
	脾脏	136.41	166.96	212.45	288.83	163.53
	肺	100.32	166.51	102.46	80.57	61.02

4. AP 25 静注后的排泄情况（表4-4）

表4-4　AP 25 静注后的排泄情况

时间（h）	累积排泄量（ng）		
	胆汁	尿液	粪便
4	30.46	2.19	89.28
6	50.28	25.11	54.49
10	157.43	18.31	ND
18	9.35	12.86	ND
24	3.96	98.28	64.38
36	ND	ND	75.94

5. AP 25 血浆蛋白结合率测定结果（表4-5）

表4-5　AP 25 血浆蛋白结合率测定结果

NO	袋内（μg/mL）	袋外（μg/mL）	结合率（%）	Mean（%）	SD（%）
1	9.67	2.08	78.47		
2	9.49	2.69	71.63	73.17	4.72
3	10.86	3.32	69.41		

【本节注意事项】

（1）受试药物：应提供受试物的名称、剂型、批号、来源、纯度、保存条件及配制方法。使用的受试物及剂型应尽量与药效学或毒理学的研究一致，并附研制单位的质检报告。

（2）实验动物：首选动物尽可能与药效学和毒理学研究一致；尽量在清醒状态下实验，动力学研究最好从同一动物多次采样。创新性的药物应选用两种或两种以上的动物，其中一种为啮齿类动物；另一种为非啮齿类动物（如犬、小型猪或猴等）。其他药物，可选用一种动物，首选非啮齿类动物。

（3）剂量选择：动物体内药代动力学研究至少应设置3个剂量组，其高剂量最好接近最大耐受剂量，中、小剂量根据动物有效剂量的上下限范围选取。主要考察在实验剂量范围内，药物的体内动力学过程是属于线性还是非线性，以解释在药效学和毒理学研究中的发现，并为新药的进一步开发和研究提供信息。

药动学的剂量选择需要根据临床前药效学的实验结果来确定。由药效学实验中探究出最佳药效剂量（小鼠或其他动物），根据动物间剂量换算公式可以换算出在大鼠体内的最佳剂量即为药动学中的中剂量；高剂量和低剂量分别为最佳剂量的两倍和一半。

（4）给药途径：采取的给药途径和方式，应尽可能与临床用药一致。

（5）血药浓度－时间曲线：以血药浓度－时间曲线的每个采样点不少于5个数据为限计算所需受试动物数。最好从同一动物个体中多次取样。如由多只动物的数据共同构成一条血药浓度－时间曲线，应相应增加动物数，以反映个体差异对试验结果的影响。受试动物雌雄应各半，如发现动力学存在明显的性别差异，应增加动物数以便反映受试物的药代动力学的性别差异。对于单一性别用药，可选择与临床用药一致的性别。

采样点：采样点的确定对药代动力学研究结果有重大影响，若采样点过少或选择不当，得到的血药浓度－时间曲线可能与药物在体内的真实情况产生较大差异。给药前需要采血作为空白样品。为获得给药后的一个完整的血药浓度－时间曲线，采样时间点的设计应兼顾药物的吸收相、平衡相（峰浓度附近）和消除相。在吸收相一般至少需要 $2 \sim 3$ 个采样点，对于吸收快的血管外给药的药物，应尽量避免第一个点是峰浓度（C_{max}）；在 C_{max} 附近至少需要 3 个采样点；消除相需要 $4 \sim 6$ 个采样点。整个采样时间至少应持续到 $3 \sim 5$ 个半衰期，或持续到血药浓度为 C_{max} 的 $1/10 \sim 1/20$。为保证最佳采样点，在正式试验前，选择 $2 \sim 3$ 只动物进行预实验，然后根据预实验的结果，审核并修正原设计的采样点。

（6）药代动力学参数：根据实验中测得的各受试动物的血药浓度－时间数据，求得受试物的主要药代动力学参数。静脉注射给药，还可以提供 $t_{1/2}$（消除半衰期）、V_d（表观分布容积）、AUC（血药浓度－时间曲线下面积）、CL（清除率）等参数值；血管外给药，除提供上述参数外，可以提供 C_{max} 和 T_{max}（达峰时间）等参数，以反映药物吸收的规律。另外，提供统计矩参数，如：MRT（平均滞留时间）、$AUC_{(0-t)}$ 和 $AUC_{(0-\infty)}$ 等，对描述药物药代动力学特征有重要意义。

（7）组织分布：选用大鼠做组织分布试验较为方便。选择一个剂量（一般以有效剂量为宜）给药后，测定药物在心、肝、脾、肺、肾、胃肠道、生殖腺、脑、骨骼肌等组织的浓度，以了解药物在体内的主要分布组织。应特别注意药物浓度高、蓄积时间长的组织和器官，以及在药效或毒性靶器官的分布。参考血药浓度－时间曲线的变化趋势，选择至少 3 个时间点分别代表吸收相、平衡相和消除相的药物分布。若某组织的药物浓度较高，应相应增加观测点，进一步研究该组织中药物消除的情况。每个时间点，至少应有 5 个动物的数据。进行组织分布试验时，必须注意取样的代表性和一致性。

（8）排泄：①尿和粪的药物排泄：一般用大鼠，将动物放入代谢笼内，选定一个有效剂量给药后，按一定的时间间隔分段收集尿或粪的全部样品，测定药物浓度。粪样品凉干后称重（不同动物粪便干湿不同），按一定比例制成匀浆，记录总体积，取部分样品进行药物含量测定。计算药物经此途径排泄的速率及排泄量，直至收集到的样品测定不到药物为止。每个时间点至少有 5 只动物的试验数据。应取给药前尿及粪样，并参考预实验的结果，设计给药后收集样品的时间点，包括药物从尿或粪中开始排泄、排泄高峰及排泄基本结束的全过程。②胆汁排泄：一般用大鼠在乙醚麻醉下作胆管插管引流，待动物清醒后给药，并以合适的时间间隔分段收集胆汁，进行药物测定。

记录药物自粪、尿、胆汁排出的速度及总排出量（占总给药量的百分比），提供物质平衡的数据。

（9）血浆蛋白的结合：研究药物与血浆蛋白结合试验可采用多种方法，如平衡透析法、超过滤法、分配平衡法、凝胶过滤法、光谱法等。平衡透析法是一种比较方便和经典的方法。根据药物的理化性质及实验室条件，可选择使用一种方法进行至少 3 个浓度（包括有效浓度）的血浆蛋白结合实验，每个浓度至少有 3 个重复实验，以了解药物的血浆蛋白结合率是否有浓度依赖性。一般情况下，只有游离型药物才能通过脂膜向组织扩散，被肾小管滤过或被肝脏代谢。因此药物与蛋白的结合会明显影响药物分布与消除的动力学过程，并降低药物在靶部位的作用强度。

（李永兵　陈巨冰）

第三节　体外探针法测定 L-02 细胞体系中药物对人 CYP 亚型活性影响

一、实验目的及原理

目的：掌握体外探针法测定 L-02 细胞体系中药物对人 CYP 亚型活性影响的操作方法。

原理：肝微粒体是通过高速离心得到的组织亚细胞成分，可以很好地保留 CYP 450 的水平，并且肝微粒体在低温保存时，CYP 450 的活性可以保持若干年。因此肝微粒体可以用来进行体外的药物代谢研究，包括 CYP 反应表型、药物相互作用和代谢稳定性的研究。其中，研究 CYP 450 代谢表型的方法主要为探针药物法。目前探针药物法又分为两种。其中一种是单独使用一种探针药物，即选用只被一种特定的酶亚型催化或者即使被几种亚型催化，但已确知其代谢途径及其产物的物质，通过测定其体内的代谢速率，来评价该酶的活性；另外一种是"Cocktail（鸡尾酒）"探针药物法，即对单一的受试体，混合两种或两种以上的探针药物同时给药进而评价几种特异性 CYP 酶的活性。其主要优点是在单个实验过程中可获得多个代谢途径的信息，并将个体间影响降至最低，此法省时高效、经济快速，能全面、真实地反映药物代谢的过程。(本实验认多肽药物 AP 25 为例)

二、实验材料

1. 实验器材

离心管，0.22 μm 滤膜，C 18 色谱柱，CO_2 培养箱，液氮罐，六孔细胞培养板，倒置显微镜。

2. 实验试剂

DMEM 培养基，胎牛血清，乙醇，磷酸盐缓冲液（PBS）。

3. 受试药物

咖啡因、氨苯砜、美托洛尔、甲苯磺丁脲、氯唑沙宗。

三、实验方法

1. 培养液预处理方法

取空白 DMEM 细胞培养液 200 μl 于离心管中，2000 r/min 离心 3 min，0.22 μm 滤器过滤培养液，进样 20 μl。

2. 色谱条件探究

色谱柱为 TSK C 18 柱（250 mm × 4.6 mm，5 μm），对各探针药物色谱条件进行摸索。

3. 标准曲线的线性范围

准确吸取一定量的咖啡因、氨苯砜、美托洛尔、甲苯磺丁脲、氯唑沙宗的工作液置于编号为 1~6 的离心管中，各管中探针药物浓度见表 4-6；按上述"培养液预处理方法"进行细胞培养液处理。以药物浓度为横坐标、药物峰面积为纵坐标绘制标准曲线。

表 4 - 6　五种探针药物的工作浓度（μg/mL）

No.	1	2	3	4	5	6
咖啡因	100	50	20	10	5	2
氨苯砜	50	20	10	5	2	1
美托洛尔	100	50	20	10	5	2
甲苯磺丁脲	100	50	20	10	5	2
氯唑沙宗	100	50	20	10	5	2

4. 回收率实验

以表 4 - 7 中三种浓度，按校正曲线样品处理方法，测定在细胞培养液中的探针药物含量，计算出回收率。

表 4 - 7　五种探针药物在三种剂量下的含量（μg/mL）

No.	高	中	低
咖啡因	80	20	5
氨苯砜	40	10	2
美托洛尔	80	20	5
甲苯磺丁脲	80	20	5
氯唑沙宗	80	20	5

5. L-02 细胞复苏传代培养

（1）冻存 L-02 人肝细胞复苏

人肝细胞为贴壁型生长细胞，用 10% 胎牛血清的 DMEM 培养液、5% CO_2、37 ℃恒温培养箱中培养。

从液氮中取出装有细胞株的冻存管，立即放入 37 ℃水槽中快速解冻，轻摇冷冻管使其在 1 ~ 2 min 内全部融化，以 75% 乙醇擦拭冻存管外部，移入无菌操作台内；取出解冻的细胞混悬液，缓缓加入至含 1ml 培养液的离心管中，混悬后离心。吸去上清液，再加入含有 10% 胎牛血清的培养液并吹打均匀，接种于培养瓶中，放入 CO_2 培养箱，37 ℃下培养。待细胞贴壁后更换培养液，以后每 2 天更换一次。

（2）细胞传代培养

待细胞生长至基本融合时，进行传代。吸去旧培养液，用 4 ml PBS 洗涤细胞一次，洗去残留的血清和细胞碎片，然后加入 2 ml 0.25% 胰蛋白酶进行消化约 5 ~ 10 min，于显微镜下观察，当细胞将要分离而呈现圆粒状时，加入适量含血清的培养基终止消化，800 r/min 离心 3 min 后，吸去上清液。以 10% 胎牛血清的培养液混悬，视细胞数量分装成若干瓶，一般以 1:2 接种于培养瓶中进行传代。当传代 1 ~ 2 代稳定后，可进行细胞实验。

6. 诱导后人肝药酶亚型活性测定

当细胞长满培养瓶后，接种于 6 孔培养板中，培养 1 ~ 2 d 后，换成无血清的培养液，设空白对照，在每孔中分别加入诱导剂，诱导剂终浓度及肝药酶底物浓度见表 4 – 8、表 4 – 9。

表 4 – 8　五种肝药酶亚型的诱导剂浓度

肝药酶亚型	诱导剂	诱导剂浓度 1	诱导剂浓度 2	诱导剂浓度 3	诱导剂浓度 4	诱导剂浓度 5
CYP1A2	奥美拉唑	40	30	20	10	5
CYP3A4	苯巴比妥	40	30	20	10	5
CYP2D6	苯巴比妥	30	25	20	15	10
CYP2C9	利福平	20	15	10	5	2
CYP2E1	利福平	20	15	10	5	2

表 4 – 9　五种肝药酶亚型的底物浓度

肝药酶亚型	底物	底物浓度（μg/mL）
CYP1A2	咖啡因	50
CYP3A4	氨苯砜	40
CYP2D6	美托洛尔	50
CYP2C9	甲苯磺丁脲	60
CYP2E1	氯唑沙宗	50

培养 24 h 后，每孔加入相应量的底物。继续培养 24 h 后，吸取培养液，2000 r/min 离心 3 min，取上清用 0.22 μm 滤器过滤培养液。每个样品取 20 μl 进行高效液相检测。

7. 药物对人 CYP 亚型活性影响

设空白对照，并向已接种细胞的六孔板中分别加入最佳剂量的诱导剂，培养 24 h 后，吸取上清液，第一组单独加入肝药酶对应的底物并记为探针药物组；第二组加入底物和多肽受试药物的混合物并记为受试药物组。探针药物浓度同表4 – 10，受试药物浓度为 20 μg/ml，分别在 0、1、2、4、8、12、24、48 h 取样，高效液相进行检测。

四、实验结果

1. 色谱条件

各探针药物色谱条件如表4 – 10。

表 4 – 10　各探针药物色谱条件

探针	柱温	流动相及体积比	流速	检测波长
咖啡因	25 ℃	乙腈 – 水 – 三乙胺 = 20 : 80 : 0.1	1.0 ml/min	275 nm
氨苯砜	25 ℃	乙腈 – 水 – 三乙胺 = 35 : 65 : 0.1	1.0 ml/min	265 nm
美托洛尔	25 ℃	0 min 甲醇 – 水 = 40 : 60，10min 甲醇 – 水 = 80 : 20	1.0 ml/min	223 nm
甲苯磺丁脲	25 ℃	0 min 甲醇 – 水 = 40 : 60，10min 甲醇 – 水 = 80 : 20	1.0 ml/min	230 nm
氯唑沙宗	25 ℃	0 min 甲醇 – 水 – 三氟乙酸 = 50 : 50 : 0.1，10 min 甲醇 – 水 – 三氟乙酸 = 80 : 20 : 0.1	1.0 ml/min	230 nm

2. 标准曲线的线性范围

五种探针药物咖啡因、氨苯砜、美托洛尔、甲苯磺丁脲和氯唑沙宗的线性方程、线性范围及相关系数等见表4 – 11。

表 4 – 11　各探针的线性方程、线性范围及相关系数

探针	线性方程	线性范围（μg/mL）	相关系数
咖啡因	$y = 41714x + 64734$	2 ~ 100	0.998
氨苯砜	$y = 21706x + 46207$	1 ~ 50	0.997
美托洛尔	$y = 24005x + 45429$	2 ~ 100	0.999
甲苯磺丁脲	$y = 2069x + 5471$	2 ~ 100	0.998
氯唑沙宗	$y = 27287x + 31787$	2 ~ 100	0.999

3. 回收率实验结果

五种探针药物在细胞培养液中回收率实验结果分别列于下表4 – 12。

表 4 - 12　各探针的回收率

探针	浓度（μg/mL）	回收率（%）
咖啡因 Caffeine	80	104.90
	20	112.90
	5	102.36
氨苯砜 Dapsone	40	85.46
	10	98.93
	2	105.81
美托洛尔 Metoprolol	80	90.00
	20	93.63
	5	83.77
甲苯磺丁脲 Tolbutamide	80	93.99
	20	85.89
	5	117.00
氯唑沙宗 Chlorzoxazone	80	96.74
	20	92.24
	5	85.11

　　五种探针药物在细胞培养中的方法学考察：在选定的色谱条件下，探针药物需要在培养液中分离良好，培养液中物质对测定无干扰；在一定的浓度范围内，探针药物色谱峰面积和探针药物浓度成线性，相关系数应该大于0.99；样品测量时回收率应在80% ~ 120%之间。

4. 诱导后人 CYP 亚型活性测定

　　肝细胞分别经奥美拉唑、苯巴比妥和利福平诱导后，诱导结果分别以咖啡因、氨苯砜、美托洛尔、甲苯磺丁脲和氯唑沙宗的减少量来表示 CYP 1A2、3A4、2D6、2C9 和 2E1 的活性变化。

　　分析各个 CYP 底物的减少量变化，判断最佳的诱导剂量。

5. 受试药物对 CYP1A2 的活性影响

　　以咖啡因作为探针药物，考察受试药物对 CYP1A2 的影响，对给药组中的探针药物咖啡因的主要药代动力学参数进行 t-检验，以确定其主要药代动力学参数之间有无显著性差异。

6. 受试药物对 CYP3A4 的活性影响

　　以氨苯砜为探针药物，考察受试药物对 CYP3A4 的影响，对给药组中的探针药物的主要药代动力学参数进行 t-检验，以确定其主要药代动力学参数之间有无显著性差异。

7. 受试药物对 CYP2C9 的活性影响

以甲苯磺丁脲为探针药物，考察受试药物对 CYP2C9 的影响，对给药组中的探针药物的主要药代动力学参数进行 t-检验，以确定其主要药代动力学参数之间有无显著性差异。

8. 受试药物对 CYP2D6 的活性影响

以美托洛尔为探针药物，考察受试药物对 CYP2D6 的影响，对给药组中的探针药物的主要药代动力学参数进行 t–检验，以确定其主要药代动力学参数之间有无显著性差异。

9. 受试药物对 CYP2E1 的活性影响

以氯唑沙宗为探针药物，考察受试药物对 CYP2E1 的影响，对给药组中的探针药物的主要药代动力学参数进行 t–检验，以确定其主要药代动力学参数之间有无显著性差异。

【本节注意事项】

（1）色谱条件探究包括：色谱柱品牌型号、流动相条件、温度、测定波长等，探究的过程中目标峰和周围的干扰峰应达到一定的分离度，主峰本身的拖尾因子亦应小于一定的参数一般在 0.9 ~ 1.05 范围内。

（2）方法学考察的内容包括标准曲线、最低检测限、回收率、精密度、稳定性等，条件允许情况下应考察完全。

（3）标准曲线一般选择 5 ~ 7 个浓度点，线性相关系数需要达到 0.99 以上（HPLC）。最低检测限分为定量限和灵敏度两个指标（定量限为能够准确定量的下限，而灵敏度是指理论上的该方法能够达到的最低检测浓度）；定量限一般为标准曲线的最低浓度点，测定时小于定量限的80%，则检测不到。

（4）回收率需要选择高中低三个浓度点进行测定。高剂量一般在标准曲线的最高浓度点至其80%之间选择，低剂量为最低浓度点至其3倍之间进行选择。

（5）精密度用于考察方法学的重复性是否良好（用批内、批间变异系数来表示，一般批内3 ~ 5复孔，批间为3批进行测定）。生物学样品测定要求批内批间变异系数小于15%。

（6）稳定性考察受试样品在生物媒介中的稳定性，依次对测定的时间进行限制。

（7）CYP 亚型的底物药物较多，但要选择其特异性的探针药物，所以应

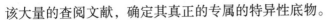

该大量的查阅文献，确定其真正的专属的特异性底物。

（8）有很多种诱导剂可以对 CYP 亚型进行诱导，应选择其中最有效的和经济适用的。

（9）最佳诱导剂量的选择标准可以为底物原药的减少量，或者是代谢物的生成量，检测方法现在多为 LC-MS。

（10）在进行代谢的时间点选择时需做预实验，判断其 $c-t$ 曲线的拐点，选择时间点时，拐点之前、拐点附近以及拐点之后都要兼顾。

（11）最后的时间点选择一般可以只需小于 Cmax 的 1/20 即可。$AUC_{(0-t)}$ 应该大于 $AUC_{(0-\infty)}$ 的 80%，$MRT_{(0-t)}$ 也同样的应该大于 $MRT_{(0-\infty)}$ 的 80%。

（李永兵）